看護・リハビリに活かす

整形外科と早期離床

ポケットマニュアル

監修 曷川 元
　　 永谷 悦子

丸善プラネット株式会社

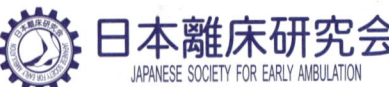

（本書は日本離床研究会の全面協力により作成されました．）

執筆者一覧

● 監修
- 曷川 元 ……………… 日本離床研究会
- 永谷 悦子 …………… 日本離床研究会

● 著者
1. 中木 哲也 …………… 金沢医科大学病院
2. 西尾 治美 …………… 日本大学医学部附属板橋病院
3. 見波 亮 ……………… 下志津病院
4. 村中 宏彰 …………… 八尾徳洲会病院
5. 横山 浩康 …………… 熊谷総合病院

Introduction

はじめに

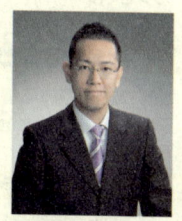

　早期離床の必要性を訴えようと始めた日本離床研究会の"草の根運動"も5年目を迎えました。多くの臨床家のお力添えをいただき、少しずつではありますが離床の概念が浸透している感があります。その一方で「起こせば良くなる」といった迷信的な根拠からむやみに離床させ、かえって状態を悪化させてしまうケースも散見されます。急性期における離床は行う時期を適確に見極めなければ悪影響を及ぼす危険もあり、しっかりとした評価をもとに行動する必要があるのです。こうした離床時期の見極めは、非常に難しいのが現状ですが、必要な知識を持つことで、安全かつ確実なアプローチが実現できます。「離床に必要な知識を一人でも多くの人に理解して欲しい」そんな想いからこのポケットマニュアルを作成しました。臨床で忘れがちな知識を「呼吸」「循環」「脳神経」「整形」の4冊に集約しております。学生さんからベテランまで幅広くお役立ていただき、是非「早期離床」の普及にお力添えください。

　最後に、本書を作成するに当たり多大なご協力を頂いた日本離床研究会メンバーの皆様、細部にわたる修正に最後までお付き合いいただいたデザイナーの品川幸人様、ささきみお様に深謝いたします。

日本離床研究会
曷川　元

本書のご使用方法

このポケットマニュアルは、離床に必要な基礎知識を「本体」に、各科で必要な知識を「各論」編に収録しています。

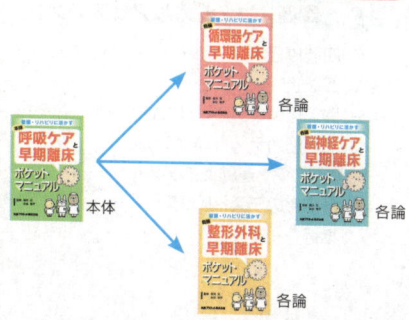

はじめに　iii

看護・リハビリに活かす
整形外科と早期離床 ポケットマニュアル

>> もくじ

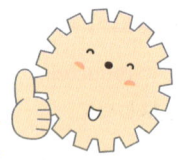

第Ⅰ章 早期離床概論

1. 離床に関する基本的な考え方 ……………………… 001
2. 離床の開始基準・中止基準 ………………………… 002

第Ⅱ章 リハビリテーションプログラム

1. 四肢・脊椎骨折 ……………………………………… 009
2. 下肢骨折 ……………………………………………… 010
3. 大腿骨頸部・転子部骨折安定型 …………………… 011
4. 人工股関節置換術（初回手術時） ………………… 012
5. 人工膝関節置換術 …………………………………… 013
6. 頸椎椎弓形成術術後 ………………………………… 014
7. 腰椎後方進入椎体固定術（PLIF・TLIF）術後 …… 015
8. 脊髄損傷（C6）術後 ………………………………… 016
9. ACL再建術後 ………………………………………… 017

第Ⅲ章 評価・フィジカルアセスメント

1. 四肢周径 ……………………………………………… 018
2. 四肢長 ………………………………………………… 019
3. 関節可動域テスト（ROM） ………………………… 021
4. 徒手筋力テスト（MMT） …………………………… 025
5. バランス・運動機能テスト ………………………… 032
6. 各疾患のテストバッテリー ………………………… 036
7. 歩行 …………………………………………………… 045

第Ⅳ章　主要疾患と離床時の留意点

1. 骨折 ····· 047
2. 大腿骨近位部骨折 ····· 054
3. 末梢神経損傷 ····· 062
4. 変形性股関節症 ····· 067
5. 変形性膝関節症 ····· 073
6. 脊髄損傷 ····· 079
7. ACL・半月板損傷 ····· 095
8. 腰椎椎間板ヘルニア ····· 099

第Ⅴ章　治療

1. ギプス療法 ····· 105
2. 牽引療法 ····· 106
3. 創外固定 ····· 108
4. 装具療法 ····· 109
5. 歩行補助具 ····· 115

第Ⅵ章　離床・リハビリ

1. 整形外科患者への介助の心得 ····· 118
2. 対麻痺（完全）患者の体位変換 ····· 119
3. 一側下肢に障害がある場合の体位変換 ····· 122
4. 対麻痺患者の移乗動作 ····· 126
5. 一側下肢免荷患者の移乗動作 ····· 128
6. 脊髄損傷患者の車椅子の選定・除圧・ポジショニング ····· 130
7. 代表跛行と対処法 ····· 132
8. 病棟リハビリ ····· 133

第Ⅶ章　薬剤

1. よく使用される薬剤 ····· 137

I-1 早期離床概論
離床に関する基本的な考え方

- 整形外科疾患の患者さんにおいて早期離床は,寝たきり防止だけではなく,社会復帰に向けた重要な介入です.大腿骨頸部骨折・転子部骨折の治療ガイドラインでは「入院中のリハビリテーションにおいて,術後翌日から座位をとらせ,早期から起立・歩行を目指して下肢筋力強化訓練を開始する」としています.全身状態を見極め,リスク管理を行いながら,早期離床を図りましょう.

1 整形外科における離床のチェックポイント

基礎情報
□ 受傷部位・程度
□ 術式・固定性
□ クリニカルパス
□ 医師の処方・禁忌

評価
□ 出血量・輸液量・尿量
□ 画像所見
□ 血液・生化学データ
□ 栄養状態
□ 患者さんの痛み,疼痛コントロールの状態
□ 筋力・関節可動域
□ ADL能力(術前の活動性,歩行レベルなど)

合併症
□ 神経麻痺の有無
□ 呼吸器合併症
□ 循環動態
□ 深部静脈血栓(DVT)の所見

I-2 早期離床概論
離床の開始基準・中止基準

1 離床の開始基準（日本離床研究会による）

・離床前に下記の状態であれば，積極的な離床は避けます．

離床の開始基準
- 強い倦怠感を伴う 38.0℃ 以上の発熱
- 安静時の心拍数が 50 回 / 分以下 または 120 回 / 分以上
- 安静時の収縮期血圧が 80mmHg 以下（心原性ショックの状態）
- 安静時の収縮期血圧が 200mmHg 以上または 拡張期血圧 120mmHg 以上
- 安静時より危険な不整脈が出現している
 （Lown 分類 *4b 以上の心室性期外収縮，ショートラン，R on T，モービッツⅡ型ブロック，完全房室ブロック）
- 安静時より異常呼吸が見られる（異常呼吸パターンを伴う 10 回 / 分以下の徐呼吸　CO_2 ナルコーシスを伴う 40 回 / 分以上の頻呼吸）
- P/F 比（PaO_2/FiO_2）が 200 以下の重症呼吸不全
- 安静時の疼痛が VAS 7 以上
- 麻痺など神経症状の進行が見られる
- 意識障害の進行が見られる

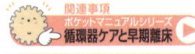 Lown 分類 ⇒ P080　　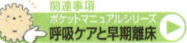 疼痛アセスメント ⇒ P026

2 離床の中止基準

・離床中に下記の状態になった場合，離床を中止し，再評価します．

離床の中止基準
- 脈拍が 140 回 / 分を超えたとき（瞬間的に超えた場合は除く）
- 収縮期血圧に 30 ± 10mmHg 以上の変動が見られたとき
- 危険な不整脈が出現したとき
 （Lown 分類 4b 以上の心室性期外収縮，ショートラン，R on T，モービッツⅡ型ブロック，完全房室ブロック）
- SpO_2 が 90%以下となったとき（瞬間的に低下した場合は除く）
- 息切れ・倦怠感が修正ボルグスケールで 7 以上になったとき
- 体動で疼痛が VAS 7 以上に増強したとき

※心疾患を合併している場合は，循環器理学療法の基準（→ P003）を参照のこと
※症例・病態によってはこの基準が該当しない場合があるので総合的に評価し離床を進めること

曷川元編:実践！早期離床完全マニュアル. 慧文社, P145, 2007. より引用

3 離床の阻害因子

貧血

●骨折部位から予測される出血量

肋骨骨折	125mL
上腕骨骨折	300〜500mL
骨盤骨折	2000mL以上
骨盤骨折に伴う後腹膜出血	1000〜4000mL
大腿骨骨折（関節包内）	50mL
大腿骨骨折（関節包外）	1000〜2000mL
下腿骨折	500〜1000mL

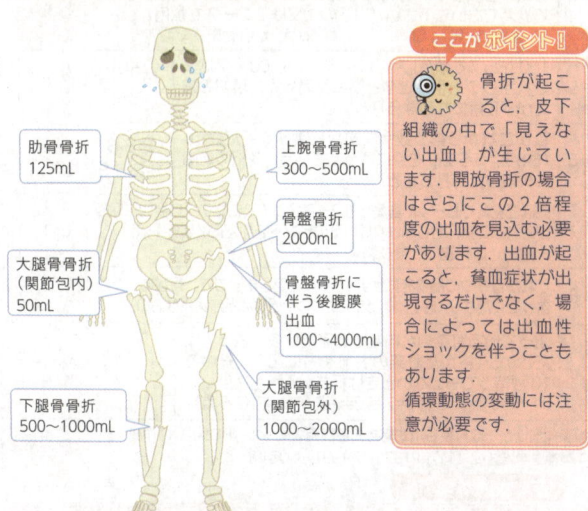

ここがポイント！

骨折が起こると、皮下組織の中で「見えない出血」が生じています。開放骨折の場合はさらにこの2倍程度の出血を見込む必要があります。出血が起こると、貧血症状が出現するだけでなく、場合によっては出血性ショックを伴うこともあります。
循環動態の変動には注意が必要です。

離床基準

離床の開始基準・中止基準

認知症

- 認知症の患者さんは,治療・看護上の制限を守れない場合があります.
- 疑わしい場合は下記スケールを用いてみましょう.

●長谷川式簡易知能スケール

1	お年はいくつ？（2歳までの誤差は正解）		0	1
2	今日の日付は何年の何月何日,何曜日ですか？ （年,月,日,曜日が各1点）	年 月 日 曜日	0 0 0 0	1 1 1 1
3	私たちが今いるところはどこですか？ （自発的にできれば2点,5秒おいて,家？病院？施設？の中から正しく選べれば1点）		0 1 2	
4	これから言う3つの言葉を言ってみてください.後で聞くので覚えておいて下さい（以下の1又は2の一方を採用） 1：a 桜 b 猫 c 電車　2：a 梅 b 犬 c 自動車		0 1 2 3	
5	100から7を順番に引いてください（100－7は？それから7を引くと？と順に質問する.最初の答えが不正解になるなら打ち切る）	(93) (86)	0 0	1 1
6	私がこれから言う数字を逆から言ってください. (6-8-2, 3-5-2-9を逆に言ってもらう.3桁の逆唱に失敗したら打ち切る)	2-8-6 9-2-5-3	0 0	1 1
7	先ほど覚えてもらった言葉をもう一度言ってください（自発的に回答があれば2点,もしなければ以下のヒントを与え正解なら1点） a 植物　b 動物　c 乗り物		a:0 b:0 c:0	1 1 1
8	これから5つの品物を見せます.それを隠しますので,何があったか言ってください（時計,鍵,タバコ,ペン,硬貨など無関係なもの）		0 1 2 3 4 5	
9	知っている野菜の名前をできるだけ多く言ってください.（答えた野菜の名前を右に記入,途中で10秒待っても出ないときは打ち切る 0～5=0点 6=1点 7=2点 8=3点 9=4点 10=5点）		0 1 2 3 4 5	

加藤伸司ほか：改訂長谷川式簡易知能評価スケール（HDS-R）の作成.老年精神医学雑誌.2 (11) .P1339-47,1991.より引用

合計点

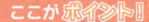

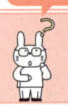

20点以下で認知症を疑います.

深部静脈血栓(DVT)

■ DVTの危険因子

血管内皮損傷(外傷,手術)
血流うっ滞(長期臥床,全身麻酔等)
凝固,線溶系異常(INR,APTT,Dダイマー)

■ 予防法

理学的予防法(早期離床および積極的な運動,弾性ストッキング,間欠的空気圧迫法)と薬物的予防法に大別されます.

① 早期離床および積極的理学療法
- 予防法の基本です.離床が困難な場合でも早期から下肢の自動運動や深呼吸などを行います.

② 弾性ストッキング(ES)
- サイズがしっかり合ったものを使用します.リスクが続く限り,終日使用しましょう.

③ 間欠的空気圧迫法(IPC)
- 少なくとも十分な歩行が可能となるまで,終日装着します.

④ 水分摂取
- 1.5L/日以上の水分を摂取しましょう.

肺血栓塞栓症/深部静脈血栓症(静脈血栓塞栓症)予防ガイドライン作成委員会:肺血栓塞栓症/深部静脈血栓症(静脈血栓塞栓症)予防ガイドライン.メディカルフロントインターナショナルリミテッド,P11-13,2004より引用

■ 観察ポイント

- ☐ 下肢の腫脹
- ☐ 発赤
- ☐ 表在静脈の怒張
- ☐ ふくらはぎの疼痛または圧痛(ホーマンズ徴候)
  - *ただし血流に沿って血栓が大きくなっていくタイプでは症状はみられない(とくにヒラメ筋静脈血栓)

■ 整形外科手術における DVT のリスクと予防法

リスクレベル	手術	予防方法
低リスク	上肢の手術	早期離床および積極的運動
中リスク	脊椎手術，骨盤手術・下肢手術（THA・TKA 股関節手術を除く）	弾性ストッキング 間欠的空気圧迫法
高リスク	THA TKA 股関節骨折手術	間欠的空気圧迫法 抗凝固療法（低容量未分画ヘパリンなど）
超高リスク	「高」リスク手術を受ける患者さんに DVT の既往・血栓性素因が存在する場合	抗凝固療法と間欠的空気圧迫法併用

総合的なリスクレベルは，以下に示す付加因子を加味して決定します．

付加因子

- 血栓性素因，静脈血栓塞栓症の既往，悪性疾患，化学療法，重症感染症，中心静脈カテーテル留置，長期臥床，下肢麻痺，下肢ギプス包帯固定，ホルモン療法，肥満，下肢静脈瘤等

肺血栓塞栓症／深部静脈血栓症（静脈血栓塞栓症）予防ガイドライン作成委員会：肺血栓塞栓症／深部静脈血栓症（静脈血栓塞栓症）予防ガイドライン．メディカルフロントインターナショナルリミテッド．P64，2004 より引用

■ 診断に必要な検査

血液検査

- FDP，D ダイマー，可溶性フィブリンモノマー複合体（SF，FMC），LDH

画像検査

- 下肢静脈エコー，造影 CT 等

ここがポイント！

D ダイマーは外傷や手術後などでも上昇するため，高値だからといってすべてが DVT という訳ではありません．しかし，D ダイマーが正常であれば，約 99% DVT を否定できます．このように D ダイマーは，除外診断に使うことが推奨されています．

骨粗鬆症

- 骨強度の低下を特徴とし，骨折のリスクが増大しやすくなる骨格疾患です．

■ **分類**

原発性骨粗鬆症		若年性骨粗鬆症，妊娠後骨粗鬆症，閉経後骨粗鬆症，老人性骨粗鬆症
続発性骨粗鬆症	内分泌性	甲状腺機能亢進症，クッシング症候群
	栄養性	タンパク質欠乏，カルシウム・ビタミンDなどのミネラル不足
	薬剤性	ステロイド，ヘパリンなど
	先天性	骨形成不全症，マルファン症候群
	その他	関節リウマチ，糖尿病など

■ **検査**

X線検査 DXA法（二重エネルギーX線吸収法）	現在，最も信頼性が高い検査法である 腰椎，大腿骨頸部，前腕にて，測定
超音波法	踵骨や脛骨で測定 リスク評価に関しての信頼性は，DXAよりも低い
血液・尿検査	骨代謝マーカー 尿 DPD，NTX，CTX 血清 BAP，NTX，CTX

■ **診断基準（原発性）**

Ⅰ．X線上椎体骨折を認める場合

骨量減少（骨萎縮度Ⅰ度以上，あるいは骨塩量が若年成人平均値の80%以下）を伴い，非外傷性椎体骨折を認めるものを骨粗鬆症とする．

Ⅱ．X線上椎体骨折を認めない場合

	脊椎X線像	骨塩量値*
正 常	骨萎縮なし	
骨量減少	骨萎縮度Ⅰ度	YAMの80%〜70%
粗鬆症	萎縮度Ⅱ度以上	YAMの70%未満

* 骨塩量値はYAMを基準値とする（日本骨代謝学会，1996）
YAM：若年成人平均値（20〜44歳）

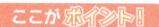

 骨粗鬆症により骨折しやすい部位

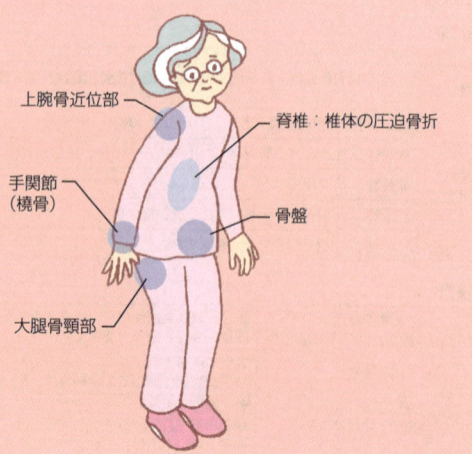

転倒は新たな骨折を引き起こすリスクが高いため,転倒予防には細心の注意が必要です.

極度の骨粗鬆症患者さんでは,体位変換やおむつ交換,着座時でも骨折を認めるため,ケアや介助の際は注意しましょう.

Ⅱ-1 リハビリテーションプログラム

四肢・脊椎骨折

施行にあたっての注意！ プログラムは一例であり，医師に確認してから行いましょう．

	手術	1週	2週	4週	6週	8週	12週
〈胸腰椎圧迫骨折〉 保存的	標準的な骨癒合期間：8-16週	★起き上がりの他 → ★座位 → 立位（運痛自制位）		→ 歩行器 → 杖 → ADL自立		歩行自立，ROMex(A)	
〈鎖骨骨折〉 保存的	標準的な骨癒合期間：6-12週	ROMex(PA),MSex(肩関節以外)	MSex(三角筋)		ROMex(A),MSex(Im)	ROMex(P),MSex(R)	
観血的		ROMex-,MSex(肩関節以外)	MSex(三角筋)		ROMex(A),MSex(Im)	ROMex(P),MSex(R)	
〈上腕骨近位端骨折〉 観血的	標準的な骨癒合期間：6-8週	◆ROMex-,MSex(肩関節以外)	ROMex(内外旋筋群), ROMex(PA以外筋群)	◆ROMex(PA以外旋筋群),MSex(Im)	MSex(Im→It)	MSex(R)	
人工骨頭		ROMex(PA)	ROMex(内外旋筋群), ROMex(A内旋筋群)		MSex(Im→R)		
保存的		◆ROMex-,MSex(肩関節以外)		◆MSex(PA以外旋筋群),MSex(Im)	MSex(It→R)		
〈上腕骨骨幹部骨折〉 観血的	標準的な骨癒合期間：8-12週	◆ROMex(PA→P;肩関節)	MSex(A;肩関節,R;前腕)			MSex(R)	
保存的		★MSex(A;手指)	★ROMex(PA)	★MSex(It→It)		ROMex(P),MSex(R)	
〈上腕骨遠位端骨折〉 観血的	標準的な骨癒合期間：8-12週	ROMex(PA引関節以外),MSex(Im;手指)	ROMex(A),MSex(Im)	★ROMex(A;肘関節自動屈曲),MSex(Im)	ROMex(P),MSex(R)		
保存的		★ROMex(PA,肩関節以外),MSex(Im;手指)			ROMex(P),MSex(R)		

★：ギプスまたはコルセット装着　◆：スリングまたはバンド装着
MSex：筋力増強運動　Im：自動介助運動　It：等張性運動　R：抵抗運動
PA：自動介助運動　P：他動運動　A：自動運動　ROMex：関節可動域練習

四肢・脊椎骨折

Ⅱ-2 リハビリテーションプログラム
下肢骨折

施行にあたっての注意！ プログラムは一例であり，医師に確認してから行いましょう．

	手術	1週	2週	4週	6週	8週	12週
＜大腿骨頚部骨折＞		標準的な骨癒合期間：12-16週					
観血的		ROMex(PA),MSex(Im),歩行器(FWB)	ROMex(P),MSex(Im),杖歩行 → 独歩				
＜膝蓋骨骨折＞		標準的な骨癒合期間：8-12週					
観血的		ROMex(PA),MSex(Im膝),♦歩行器(FWB)	ROMex(P),♦松葉杖(FWB)	◆MSex(It),杖 → 独歩			
保存的		♦ROMex(Im膝),♦歩行器(FWB)	MSex(膝関節以外)	ROMex(PA → P), MSex(It → R), 杖 → 独歩(FWB)			
＜脛骨プラトー骨折＞		標準的な骨癒合期間：8-12週					
観血的		ROMex(膝40-60°),平行棒(NWB)	ROMex(膝90°),松葉杖(NWB)	ROMex(膝90°<),MSex(Im膝)	MSex(R),杖(FWB)		
＜脛骨骨幹部骨折＞		標準的な骨癒合期間：10-12週					
観血的		ROMex(PA),MSex(Im),松葉杖(1/2FWB)	ROMex(P),MSex(It → R), 杖 → 独歩(FWB)				
＜足関節（三果）骨折＞		標準的な骨癒合期間：8-12週					
観血的		★ROMex,MSex(足関節以外),平行棒(NWB)	★松葉杖(NWB)	ROMex(PA),MSex(It,松葉杖(1/2FWB)	ROMex,MSex(It,松葉杖(1/2FWB)		
＜踵骨骨折＞		標準的な骨癒合期間：8-12週					
観血的		♦ROMex(PA),ROMex(Im),平行棒(NWB)	★松葉杖(NWB)		★MSex(Im)		
保存的		★ROMex,MSex(足関節以外),平行棒(NWB)	★松葉杖(NWB)				

★：ギプス装着　◆：装具装着
MSex：筋力増強運動　Im：等尺性運動　It：等張性運動　R：抵抗運動　ROMex：関節可動域練習　A：自動運動
PA：自動介助運動　P：他動運動　FWB：全荷重　NWB：部分荷重　NWB：免荷

Ⅱ-3 リハビリテーションプログラム
大腿骨頸部・転子部骨折安定型

施行にあたっての注意! プログラムは一例であり,医師に確認してから行いましょう.

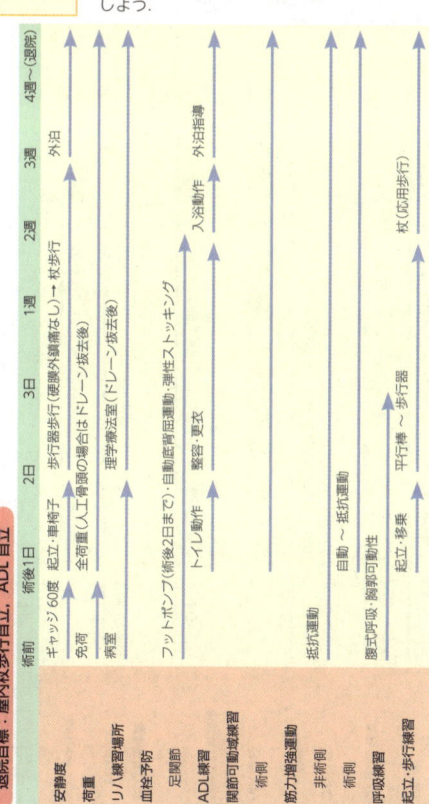

Ⅱ-4 リハビリテーションプログラム
人工股関節置換術後（初回手術時）

施行にあたっての注意！ プログラムは後方（後外側）進入法の一例であり、医師に確認してから行いましょう.

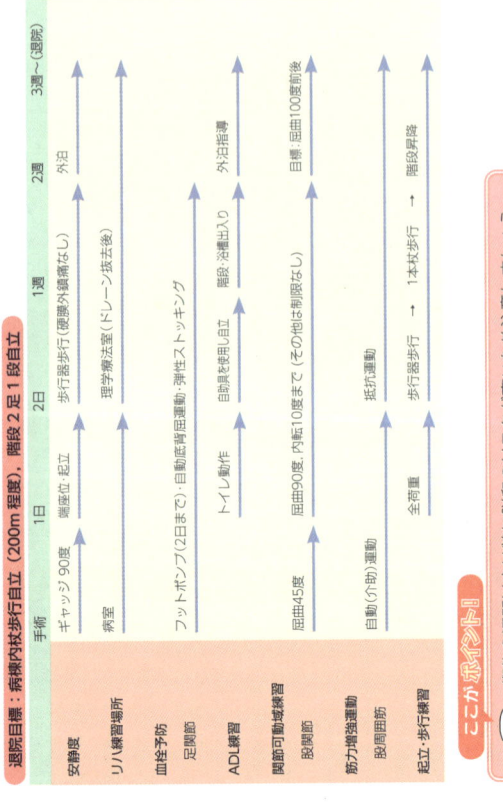

退院目標：病棟内杖歩行自立（200m程度），階段2足1段自立

	手術	1日	2日	1週	2週	3週～（退院）
安静度	ギャッチ90度	端座位起立	歩行器歩行（硬膜外鎮痛なし）		外泊	
リハ練習場所		病室	理学療法室（ドレーン抜去後）			
血栓予防		フットポンプ（2日まで）・自動底背屈運動・弾性ストッキング				
足関節						
ADL練習			トイレ動作	自助具使用自立	階段・浴槽出入り	外泊指導
関節可動域練習 股関節	屈曲45度		屈曲90度・内転10度まで（その他は制限なし）		目標：屈曲100度前後	
筋力増強運動 股周囲筋		自動（介助）運動		抵抗運動		
起立・歩行練習			全荷重	歩行器歩行 → 1本杖歩行	階段昇降	

ここが落とし穴！ 術後2週間以内は特に脱臼のリスクが高いので注意しましょう．
⇒ P072へ

012　人工股関節置換術（初回手術時）

II-5 リハビリテーションプログラム
人工膝関節置換術

施行にあたっての注意！ プログラムは一例であり，医師に確認してから行いましょう．

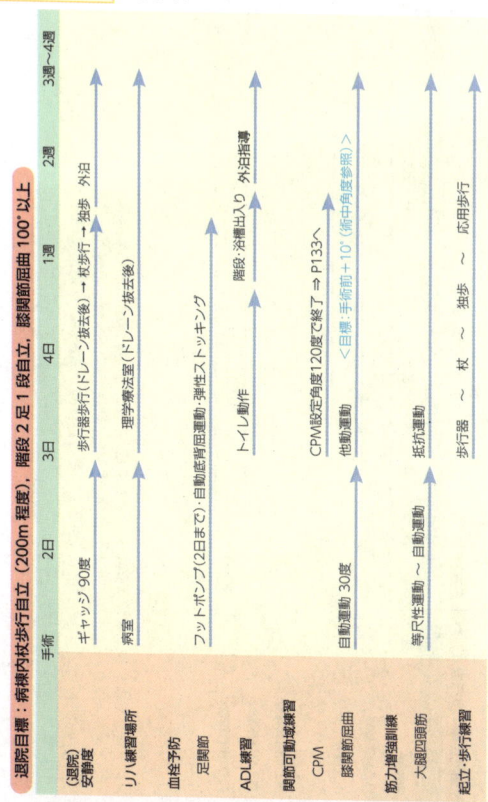

	手術	2日	3日	4日	1週	2週	3週~4週
退院目標：病棟内杖歩行自立 (200m程度)，階段2足1段自立，膝関節屈曲100°以上							
(退院)安静度				歩行器歩行(ドレーン抜去後)→杖歩行→独歩		外泊	
リハ練習場所		キャッジ90度	病室	理学療法室(ドレーン抜去後)			
血栓予防							
足関節		フットポンプ(2日まで)・自動底背屈運動・弾性ストッキング					
ADL練習					トイレ動作	階段・浴槽出入り 外泊指導	
関節可動域練習							
CPM		自動運動30度		他動運動	CPM設定角度120度で終了⇒P133へ <目標：手術前+10°(術中角度参照)>		
膝関節屈曲							
筋力増強訓練							
大腿四頭筋		等尺性運動~自動運動		抵抗運動			
起立・歩行練習				歩行器 ~ 杖 ~ 独歩 ~ 応用歩行			

II-6 リハビリテーションプログラム
頸椎椎弓形成術術後

施行にあたっての注意! プログラムは一例であり,医師に確認してから行いましょう.

退院目標：歩行自立,ADL自立

	手術日	術後1日	2日	1週	2週	3週	4週
安静度	自己体交可能	端座位・車椅子移乗	歩行器歩行	→	→	→	→
リハ練習場所		病棟	リハ室	→	→	→	→
ADL練習			トイレ動作	更衣,シャワー浴		入浴	→
関節可動域練習		下肢	上肢	→	→	→	→
筋力増強練習		自動介助～抵抗	→	→	→	→	→
起立・歩行練習		立位	歩行器	→	杖～独歩	杖～独歩	→

ここがポイント!

術式や安静度を確認し,疼痛のコントロールを行いながら早期離床を行います.ただし術後は頸椎の動きが悪いため,視野が狭くなり,周囲の確認(特に足元)ができなくなります.離床時は環境整備を行い転倒しないよう注意しましょう.

014　頸椎椎弓形成術術後

Ⅱ-7 リハビリテーションプログラム
腰椎後方進入椎体固定術(PLIF・TLIF)術後

施行にあたっての注意! プログラムは一例であり,医師に確認してから行いましょう.

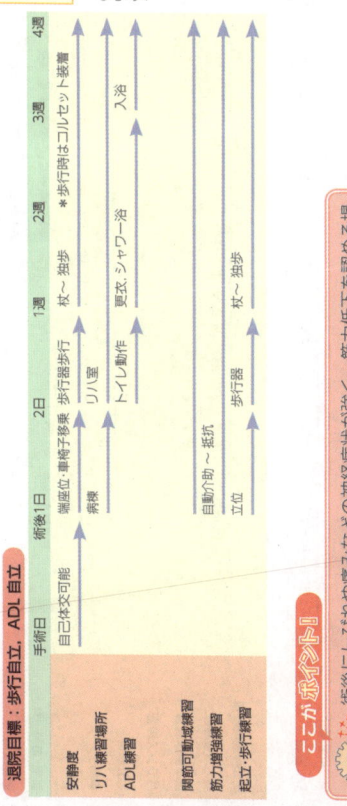

退院目標:歩行自立,ADL自立

	手術日	術後1日	2日	1週	2週	3週	4週
		自己体交可能	端座位・車椅子移乗	歩行器歩行	杖〜独歩		
安静度			病棟	リハ室			
リハ練習場所							
ADL練習				トイレ動作	更衣,シャワー浴	入浴	
						*歩行時はコルセット装着	
関節可動域練習		自動介助〜抵抗					
筋力増強練習							
起立・歩行練習		立位	歩行器	杖〜独歩			

ここがポイント! 術後にしびれや痛みなどの神経症状が強く,筋力低下を認める場合は,下肢の支持性や協調性が低下していることが考えられます.転倒しやすい状態ですので,離床の際には注意しましょう.

II-8 | リハビリテーションプログラム
脊髄損傷(C6)術後

施行にあたっての注意！ プログラムは一例であり，医師に確認してから行いましょう．

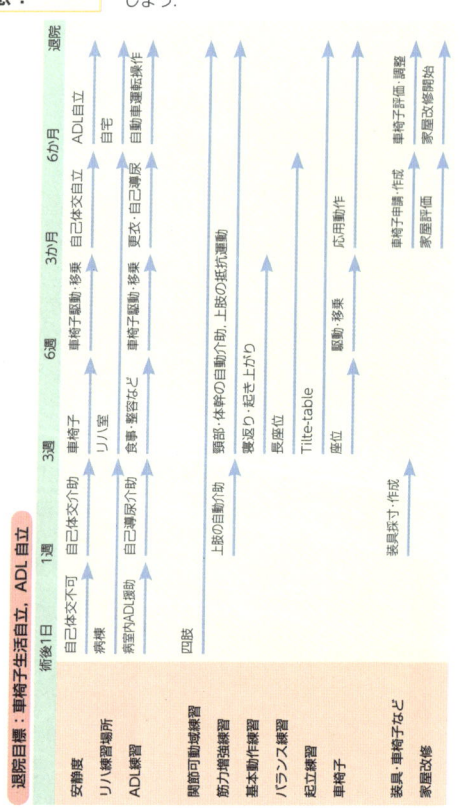

II-9 リハビリテーションプログラム
ACL再建術後

施行にあたっての注意！ プログラムは一例であり，医師に確認してから行いましょう．

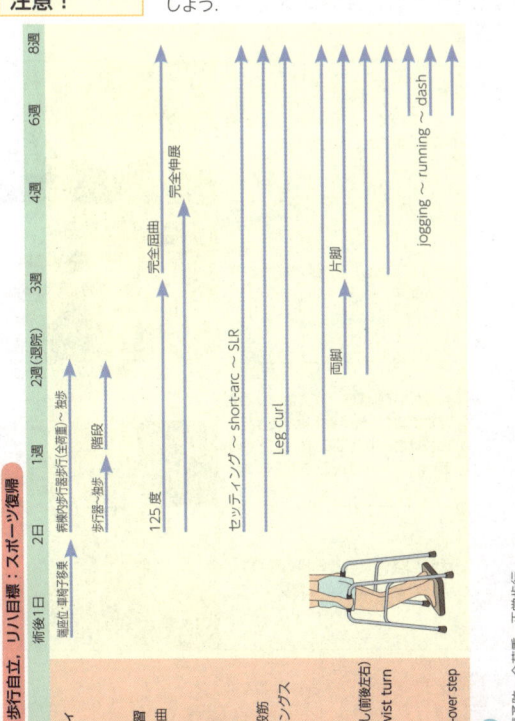

退院目標：歩行自立，リハ目標：スポーツ復帰	術後1日	2日	1週	2週(退院)	3週	4週	6週	8週
アクティビティ	端座位・車椅子移乗		病棟松葉杖歩行(全荷重)〜独歩					
歩行訓練			歩行器→杖					
関節可動域練習 屈曲			125度		完全屈曲			
伸展						完全伸展		
筋力増強訓練 大腿四頭筋			セッティング〜short-arc〜SLR					
中殿筋・大殿筋			Leg curl					
ハムストリングス								
DYJOC					両脚	片脚		
Half squat								
片脚立位、踏み出し(前後左右)								
Heel turn・Twist turn								
ジャンプ								
Running						jogging〜running〜dash		
side step・cross-over step								

目標
- 1週：`睡眠予防，全荷重，正常歩行
- 2週：`段差なし，階段昇降自立，開脚片脚立位保持30秒
- 3週：`膝伸展筋力健側比60％以上
- ＊4週以降の運動は全速力の50％以上でdashが可能となってから開始する

III-1 | 評価・フィジカルアセスメント
四肢周径

- 目的：身体の栄養状態，筋の発達・萎縮の程度，浮腫・腫脹の状態などを把握するために測定します．

測定方法

上腕周径	上肢を下垂し，肘伸展位で，上腕中央の最も太い部位を測定	
前腕周径	上肢を下垂し，前腕の最も太い部位を測定	
大腿周径	背臥位にて股関節，膝関節を伸展させた状態で，膝蓋骨上縁または膝関節裂隙より中枢部に向かって5cm，10cm，15cmの部位を測定	
下腿周径	大腿周径測定時と同様の肢位で，下腿の最も太い部位を測定	

ここがポイント！

大腿周径測定時，膝蓋骨上縁または裂際より5～10cmの部位では内・外側広筋の状態，15cmでは大腿全体の筋群の状態を把握します．

III-2 評価・フィジカルアセスメント
四肢長

- 左右の四肢長や各肢長を比較することで，骨折の転位の有無，骨盤の傾斜，関節拘縮の有無などを把握することができます．

上肢長の測定方法

肢位測定	座位または立位にて上肢を下垂させ，肘伸展前腕回外手関節中間位を測定		
	上肢長	上腕長	前腕長
測定法			
測定点	肩峰外側点～橈骨茎状突起	肩峰外側点から上腕骨外側上顆	上腕骨外側上顆から橈骨茎状突起

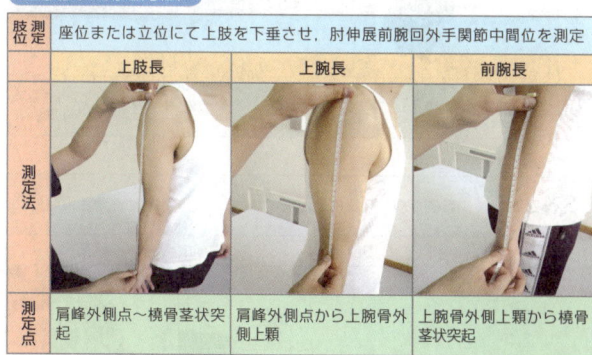

肢位測定	手指を伸展位として測定
	手長
測定法	
測定点	橈骨茎状突起と尺骨茎状突起を結ぶ線から第3指先端

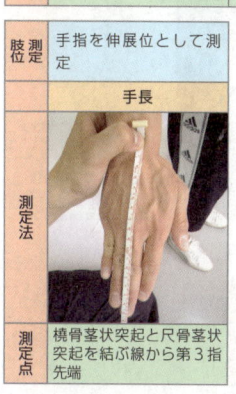

四肢の長さを知ることでアライメントの評価ができるのね！

四肢長

下肢長の測定方法

測定肢位	背臥位で骨盤を水平にして下肢を伸展させ,股関節内外旋中間位を測定		
	棘果長	転子果長	大腿長
測定法			
測定点	上前腸骨棘から内果	大転子から外果	大転子から膝関節外側裂隙または大腿骨外側上顆

肢位測定	棘果長,転子果長,大腿長と同様	足関節底背屈中間位
	下腿長	足長
測定法		
測定点	膝関節外側裂隙または大腿骨外側上顆から外果	踵後端から第2趾または最も長い足趾

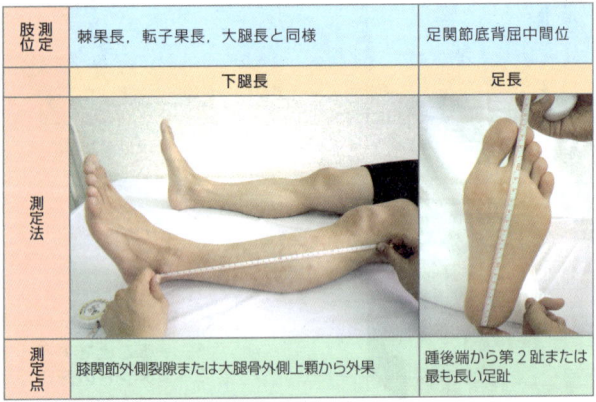

ここがポイント！

棘果長に左右差があり,転子果長に左右差がない場合は,大腿骨頭角の異常,大腿骨頭の位置の異常,大腿骨頸部骨折などが疑われます.

Ⅲ-3 | 評価・フィジカルアセスメント
関節可動域テスト (range of motion; ROM)

目的

- 関節の動きを阻害している因子,障害の程度を把握することと,治療,及び治療効果の判定を行うために測定します.

●関節可動域測定法および参考可動域

部位名	運動方向		参考可動域	基本軸	移動軸	参考図
頸部	屈曲(前屈)		60	肩峰を通る床への垂直線	外耳孔と頭頂を結ぶ線	0° 屈曲 / 伸展
	伸展(後屈)		50			
	回旋	左回旋	60	両側の肩峰を結ぶ線への垂直線	鼻梁と後頭結節を結ぶ線	0° 左回旋 / 右回旋
		右回旋	60			
	側屈	左側屈	50	第7頸椎棘突起と第1仙椎の棘突起を結ぶ線	頭頂と第7頸椎棘突起を結ぶ線	0° 左側屈 / 右側屈
		右側屈	50			

ここがポイント！

ROMテストではまず自動運動を行わせ,動きや痛みの範囲を確認してから他動運動を行い測定をしましょう.

部位名	運動方向		参考可動域	基本軸	移動軸	参考図
胸腰部	屈曲（前屈）		45	仙骨後面	第1胸椎棘突起と第5腰椎棘突起を結ぶ線	
	伸展（後屈）		30			
	回旋	左回旋	40	両側の上後腸骨棘を結ぶ線	両側の肩峰を結ぶ線	
		右回旋	40			
	側屈	左側屈	50	ヤコビー線の中点に立てた垂直線	第1胸椎棘突起と第5腰椎棘突起を結ぶ線	
		右側屈	50			
肩甲帯	屈曲		20	両側の肩峰を結ぶ線	頭頂と肩峰を結ぶ線	
	伸展		20			
	挙上		20	両側の肩峰を結ぶ線	肩峰と胸骨上縁を結ぶ線	
	下制		10			
肩	屈曲		180	肩峰を通る床への垂直線	上腕骨	
	伸展		50			
	外転		180	肩峰を通る床への垂直線	上腕骨	
	内転		0			

部位名	運動方向	参考可動域	基本軸	移動軸	参考図
肩	外旋	60	肘を通る前額面への垂直線	尺骨	
	内旋	80			
	水平屈曲	135	肩峰を通る矢状面への垂直線	上腕骨	
	水平伸展	30			
肘	屈曲	145	上腕骨	橈骨	
	伸展	5			
前腕	回内	90	上腕骨	手指を伸展した手掌面	
	回外	90			
手	屈曲（掌屈）	90	橈骨	第2中手骨	
	伸展（背屈）	70			
	橈屈	25	前腕中央部	第3中手骨	
	尺屈	55			

関節可動域テスト（ROM）

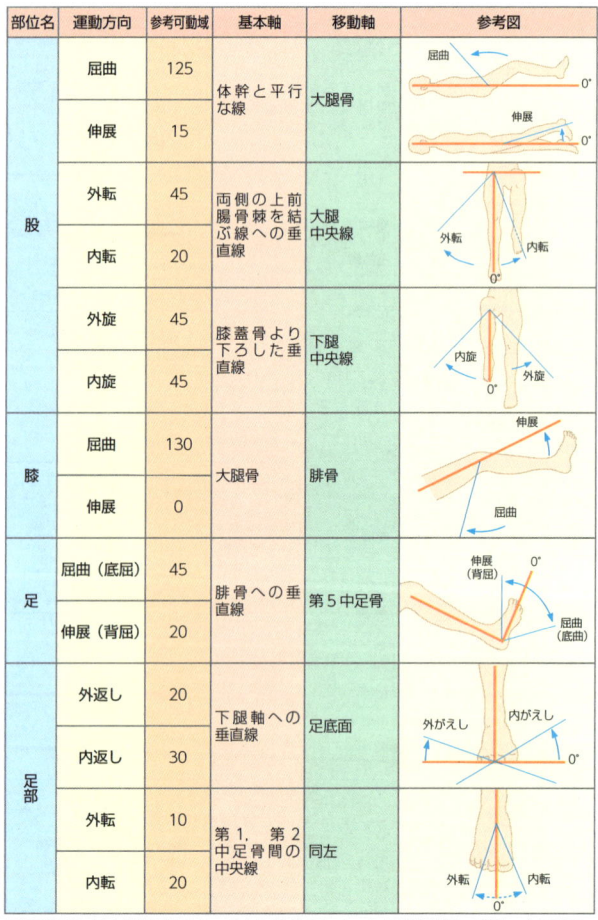

部位名	運動方向	参考可動域	基本軸	移動軸
股	屈曲	125	体幹と平行な線	大腿骨
	伸展	15		
	外転	45	両側の上前腸骨棘を結ぶ線への垂直線	大腿中央線
	内転	20		
	外旋	45	膝蓋骨より下ろした垂直線	下腿中央線
	内旋	45		
膝	屈曲	130	大腿骨	腓骨
	伸展	0		
足	屈曲（底屈）	45	腓骨への垂直線	第5中足骨
	伸展（背屈）	20		
足部	外返し	20	下腿軸への垂直線	足底面
	内返し	30		
	外転	10	第1，第2中足骨間の中央線	同左
	内転	20		

関節可動域：日本整形外科学会，日本リハビリテーション医学会制定，1974．より引用

III-4 評価・フィジカルアセスメント
徒手筋力テスト (Manual Muscle Testing：MMT)

MMT実施のポイント

実施前にオリエンテーションを必ず行う
実施前に関節可動性のチェックを行う
テストは基本的に段階3から実施する．段階3が可能であれば段階4・5を実施する．段階3が不可であれば段階2・1を実施する
抵抗は該当肢に直角に加え，抵抗量は年齢・性別・被検筋の大きさ等により加減する．抵抗の加え方は，抑止テストと抗抵抗自動運動テストで異なるが，ここでは抑止テストを用いる．抑止テストは肘関節屈曲の運動で言えば肘を曲げ続けるのを抑止する（下方に向かって伸展させる）力を加える方法である
代償運動（トリックモーション）を出現させないように行う
両側を測定し左右差を確認する（例：両側ともに段階4で左右差がある場合，4＋や4－などの表記を用いる場合がある）
疼痛等が生じる場合は明記する

●MMTの判定基準

数的スコア	質的スコア		判定法
5	Normal	正常	重力に抗して関節の全運動範囲を動かすことが可能で，最大抵抗に抗して最終運動域を保持できる
4	Good	優	重力に抗して関節の全運動範囲を動かすことが可能で，中等度の抵抗であれば最終運動域を保持できる
3	Fair	良	重力に抗して関節の全運動範囲を動かすことが可能だが，抵抗を加えられると保持できない
2	Poor	可	重力に抗して関節の一部の運動範囲を動かせる．重力を除けば全運動範囲を動かせる
1	Trace	不可	対象とする筋の収縮が目に見えるか，手で触知できる
0	Zero	ゼロ	触知によっても筋収縮が確認できない

*写真は全て段階3図

頸部伸展

段階	検査肢位	徒手抵抗部位・触診部位
5	腹臥位	後頭部に抵抗を加える
4	腹臥位	後頭部に抵抗を加える
3	腹臥位	
2	背臥位	後頭部（押し付ければ良い）
1	背臥位	頸椎伸展筋群を触知

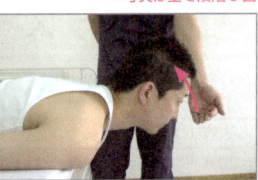

頸部屈曲

段階	検査肢位	徒手抵抗部位・触診部位
5	背臥位	前額部に抵抗を加える
4	背臥位	前額部に抵抗を加える
3	背臥位	
2	背臥位	一部動けば良い
1	背臥位	胸鎖乳突筋を触知

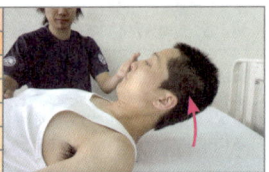

体幹伸展

段階	検査肢位	徒手抵抗部位・触診部位
5	腹臥位	手を頭の後ろで組む
4	腹臥位	手を頭の後ろで組む
3	腹臥位	手は体側に置く
2	腹臥位	一部動けば良い
1	腹臥位	脊柱伸展筋を触知

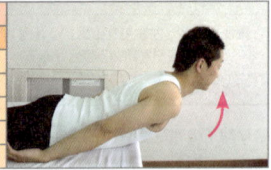

体幹屈曲

段階	検査肢位	徒手抵抗部位・触診部位
5	背臥位	手を頭の後ろで組む
4	背臥位	手を胸の前で組む
3	背臥位	手を下肢方向に伸ばす
2	背臥位	胸骨が下がれば良い
1	背臥位	咳をさせて腹部触診

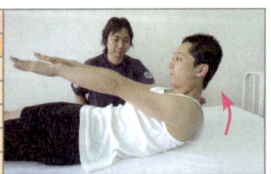

肩関節屈曲

段階	検査肢位	徒手抵抗部位・触診部位
5	座位	肘の直上に抵抗を加える
4	座位	肘の直上に抵抗を加える
3	座位	
2	座位	一部動けば良い
1	座位	三角筋前部を触知

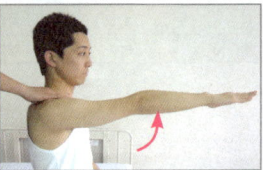

徒手筋力テスト（MMT）

*写真は全て段階3図

肩関節伸展

段階	検査肢位	徒手抵抗部位・触診部位
5	腹臥位	肘の直上に抵抗を加える
4	腹臥位	肘の直上に抵抗を加える
3	腹臥位	
2	腹臥位	一部動けば良い
1	腹臥位	広背筋・大円筋を触知

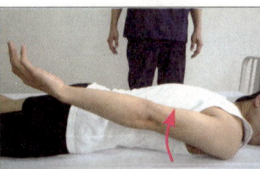

肩関節外転

段階	検査肢位	徒手抵抗部位・触診部位
5	座位	肘の直上に抵抗を加える
4	座位	肘の直上に抵抗を加える
3	座位	
2	座位・背臥位	一部または背臥位で全範囲
1	座位・背臥位	三角筋中部を触知

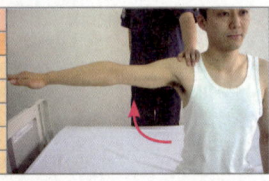

肩関節内転

段階	検査肢位	徒手抵抗部位・触診部位
5	背臥位	前腕遠位部に抵抗を加える
4	背臥位	前腕遠位部に抵抗を加える
3	背臥位	
2	座位	上肢を台に乗せ内転
1	座位	肩関節の内側の大胸筋

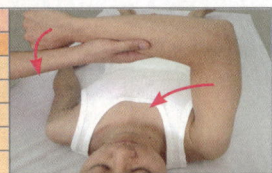

肩関節外旋

段階	検査肢位	徒手抵抗部位・触診部位
5	腹臥位	前腕遠位部に抵抗を加える
4	腹臥位	前腕遠位部に抵抗を加える
3	腹臥位	
2	腹臥位	台から下垂して全範囲動く
1	腹臥位	小円筋を触知

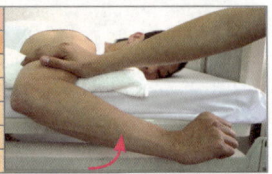

肩関節内旋

段階	検査肢位	徒手抵抗部位・触診部位
5	腹臥位	前腕遠位部に抵抗を加える
4	腹臥位	前腕遠位部に抵抗を加える
3	腹臥位	
2	腹臥位	台から下垂して全範囲動く
1	腹臥位	肩甲下筋を触知

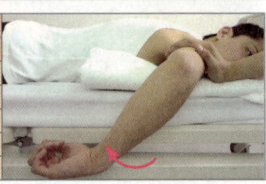

肘関節屈曲		
段階	検査肢位	徒手抵抗部位・触診部位
5	座位	前腕遠位部に抵抗を加える
4	座位	前腕遠位部に抵抗を加える
3	座位	
2	座位	肩90度外転、内旋で全範囲
1	背臥位	二頭筋、上腕筋、腕橈骨筋

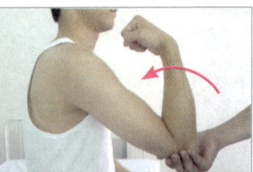

肘関節伸展		
段階	検査肢位	徒手抵抗部位・触診部位
5	腹臥位	前腕遠位部に抵抗を加える
4	腹臥位	前腕遠位部に抵抗を加える
3	腹臥位	
2	座位	肩90度外転で全範囲
1	座位	肘頭の上腕三頭筋腱を触知

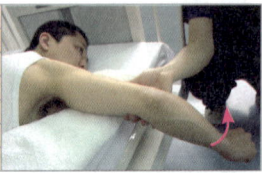

手関節屈曲(掌屈)		
段階	検査肢位	徒手抵抗部位・触診部位
5	掌が上	掌側中手骨に抵抗を加える
4	掌が上	掌側中手骨に抵抗を加える
3	掌が上	
2	掌が横	除重力位で全範囲
1	前腕を台上	橈、尺側手根屈筋腱を触知

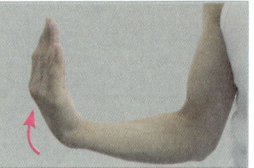

手関節伸展		
段階	検査肢位	徒手抵抗部位・触診部位
5	掌が下	背側中手骨に抵抗を加える
4	掌が下	背側中手骨に抵抗を加える
3	掌が下	
2	掌が横	除重力位で全範囲
1	前腕を台上	橈・尺側手根伸筋腱を触知

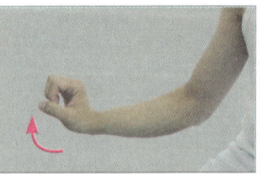

股関節屈曲		
段階	検査肢位	徒手抵抗部位・触診部位
5	座位	大腿前面遠位部に抵抗
4	座位	大腿前面遠位部に抵抗
3	座位	
2	側臥位	除重力位で全範囲
1	背臥位	骨頭付近で腸腰筋を触知を触知

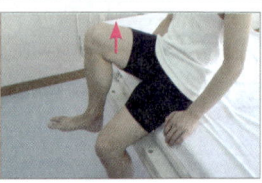

＊写真は全て段階3図

徒手筋力テスト（MMT）

＊写真は全て段階 3 図

股関節伸展		
段階	検査肢位	徒手抵抗部位・触診部位
5	腹臥位	下腿遠位または大腿遠位に抵抗
4	腹臥位	下腿遠位または大腿遠位に抵抗
3	腹臥位	
2	側臥位	除重力位で全範囲
1	腹臥位	坐骨結節で膝屈筋を触知・大殿筋

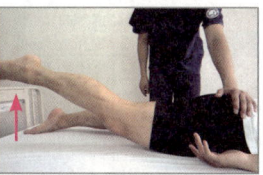

股関節外転		
段階	検査肢位	徒手抵抗部位・触診部位
5	側臥位	足部または膝外側に抵抗
4	側臥位	足部または膝外側に抵抗
3	側臥位	
2	背臥位	除重力位で全範囲
1	背臥位	大転子直上で中殿筋を触知

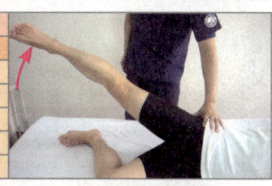

股関節内転		
段階	検査肢位	徒手抵抗部位・触診部位
5	側臥位	大腿遠位部, 膝内側に抵抗
4	側臥位	大腿遠位部, 膝内側に抵抗
3	側臥位	
2	背臥位	除重力位で全範囲
1	背臥位	内転筋を触知

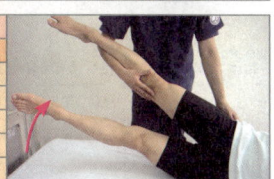

股関節外旋		
段階	検査肢位	徒手抵抗部位・触診部位
5	座位	足首と大腿遠位外側に抵抗
4	座位	足首と大腿遠位外側に抵抗
3	座位	
2	背臥位	内旋位から外旋すれば良い
1	背臥位	大殿筋を触知

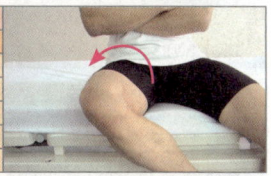

股関節内旋		
段階	検査肢位	徒手抵抗部位・触診部位
5	座位	足首と大腿遠位内側に抵抗
4	座位	足首と大腿遠位内側に抵抗
3	座位	
2	背臥位	外旋位から内旋すれば良い
1	背臥位	大腿筋膜張筋を触知

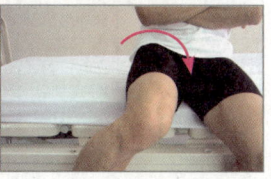

徒手筋力テスト (MMT)

膝関節屈曲		
段階	検査肢位	徒手抵抗部位・触診部位
5	腹臥位	下腿遠位部後面に抵抗
4	腹臥位	下腿遠位部後面に抵抗
3	腹臥位	
2	側臥位	除重力位で全範囲
1	腹臥位	内, 外側膝関節屈筋腱を触知

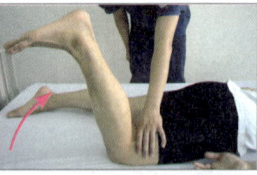

膝関節伸展		
段階	検査肢位	徒手抵抗部位・触診部位
5	座位	下腿遠位部前面に抵抗
4	座位	下腿遠位部前面に抵抗
3	座位	
2	側臥位	除重力位で全範囲
1	背臥位	膝蓋腱, 大腿四頭筋筋腹を触知

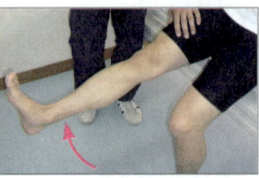

足関節底屈		
段階	検査肢位	徒手抵抗部位・触診部位
5	立位	片足つま先立ち20回可能
4	立位	同10回〜19回可能
3	立位	同1〜9回可能
2	腹臥位	完全に底屈が可能
1	腹臥位	アキレス腱・筋腹を触知

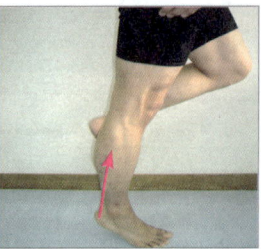

足関節背屈		
段階	検査肢位	徒手抵抗部位・触診部位
5	座位	足背内側部に抵抗を加える
4	座位	足背内側部に抵抗を加える
3	座位	
2	座位	運動範囲の一部が動く
1	座位	前脛骨筋腱・筋腹を触知

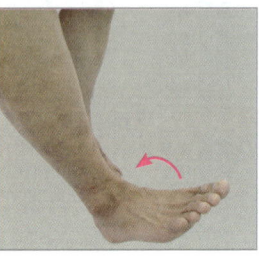

＊写真は全て段階3図

コラム

評価にはランドマークの確認も重要だよね

- 肩甲骨と脊椎の関係：肩甲骨の上角には T2 棘突起，肩甲棘には T3 棘突起・下角には T7 棘突起が位置しています．

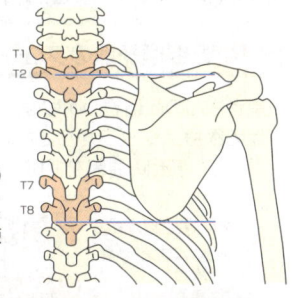

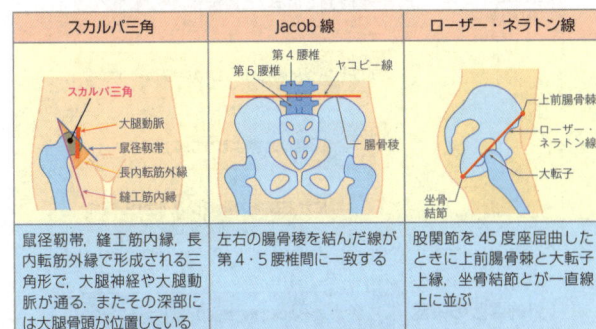

スカルパ三角	Jacob線	ローザー・ネラトン線
鼠径靭帯，縫工筋内縁，長内転筋外縁で形成される三角形で，大腿神経や大腿動脈が通る．またその深部には大腿骨頭が位置している	左右の腸骨稜を結んだ線が第4・5腰椎間に一致する	股関節を45度座屈曲したときに上前腸骨棘と大転子上縁，坐骨結節とが一直線上に並ぶ

ここがポイント！

骨・関節の位置関係や神経および血管の位置関係など，解剖学の基本を理解することが重要です．特に神経や血管などは繊細なため，マッサージなどの手技を加える際は注意しましょう．

徒手筋力テスト（MMT）

III-5 | 評価・フィジカルアセスメント
バランス・運動機能テスト

1 転倒歴聴取のフローチャート

- 患者さんの転倒歴の聴取は、患者さん本人からに加え、家族や他の医療スタッフからも行います。下記のフローチャートに沿って、転倒の原因を把握します。

内的要因の確認
筋力・バランス機能
歩行能力
認知機能・視力
薬の服薬

- 1年以内に転倒したことはありますか？何回ぐらい転倒しましたか
- 何をしているときに転倒しましたか？
- 立ち上がった時にふらついたりしますか？
- 近視、遠視はありますか？
- なにかお薬をのんでいますか？どのような薬ですか？

外的要因の確認
段差、障害物の有無、
床の滑りやすさ、
履物、照明など

- どのような場所で転倒しましたか？
- どのように転倒しましたか？（つまずいた、滑ったなど）
- 転倒をした場所になにか障害物はありましたか？
- だれか近くにいましたか？

2　Timed up and go test (TUG)

- 実際の ADL に近い動作を行う中で，動的なバランス能力を評価するものです．

測定方法

① 肘掛け椅子（44～47cm）から立ち上がる
② 3m 前方へ歩く（快適速度）
③ U ターンして戻る
④ 再び椅子に座る

①～④の遂行時間を測定します

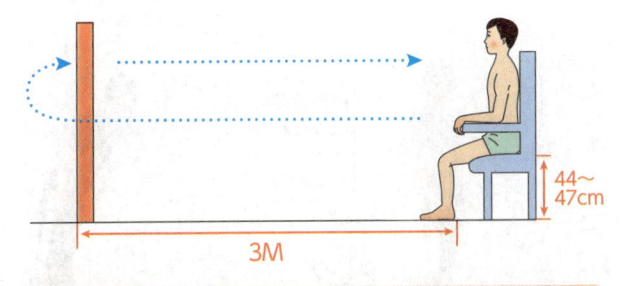

44～47cm

3M

こんな患者さんは 要注意!!
カットオフ値は 13.5 秒とされ，それ以上の場合はハイリスク患者とみなします．

ここが ポイント!
20 秒以内で屋外外出可能，30 秒以上では起居動作・ADL に介助を要します．

Shumway-Cook A et al: Predicting the probability for falls in community-dwelling older adults using the Timed Up & Go Test, Phys Ther.80 :P896-903,2000. より引用

バランス・運動機能テスト

3 Functional reach test (FRT)

- 立位が安定している患者さんの動的なバランス能力を評価するものです．

測定方法

①壁に対して垂直に立ちます
②壁側の上肢を肩関節90度屈曲位，手関節中間位，前腕回内位，肘関節伸展位にします．
③そこからできるだけ前方へ手を伸ばします．
②，③の際の第3指尖の移動距離を測定します．
④エンドポイントからスタートポイントを引き，移動距離を算出します．

スタートポイント

スタートポイントとエンドポイント間を測定する（cm）

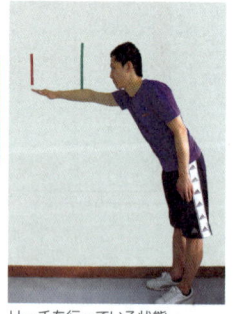

第3指尖

被検者は壁にもたれないようにしましょうね．

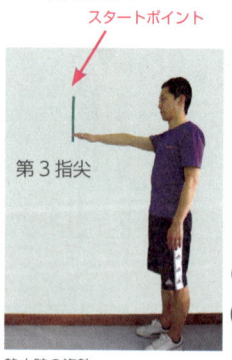

静止時の姿勢

リーチを行っている状態
（測定の注意点として，重心移動による転倒に注意する）

こんな患者さんは要注意!! カットオフ値は15cmとされ，それ以下の場合はハイリスク患者とみなします．

Duncan PW et al:Functional reach: a new clinical measure of balance. J Gerontol.45:P192-197,1990. より引用

4 Four square step test (FSST)

- 動的バランスの評価に加え，障害されている方向（前後左右）のスクリーニングに有用です．
- 転倒理由として多い「段差につまづく」を想定し，一般的な和洋室の床段差1〜4cmを想定して杖を使います．

測定方法

① 4本の杖(床から高さ2cm)を十字に並べ，4区画に区切ります．
② 左手前の区画から時計回りに1周します．
③ 続けて反時計回りに1周します．
④ ②〜③の遂行時間を測定します．

途中でバランスを崩したり，杖に触れてしまった場合は，再計測します．

進行順序：開始時❶に立ち❷の方を向く，❷への前方ステップから始め，❸に右方ステップ，❹に後方ステップ，❶に左方ステップ，❹に右方ステップ，❸に前方ステップ，❷に左方ステップ，❶に後方ステップして終了する．

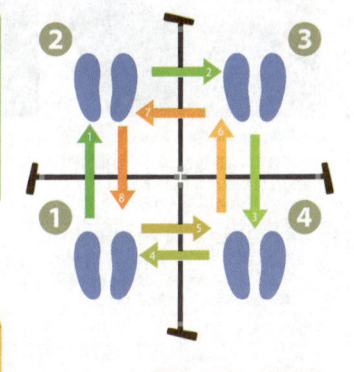

こんな患者さんは要注意！！

カットオフ値は15秒，それ以上の場合はハイリスク患者とみなします．

Dite W et al:A clinical test of stepping and change of direction to identify multiple falling older adults. Arch Phys Med Rehabil. 83:P1566-1571,2002. より引用

Ⅲ-6 評価・フィジカルアセスメント
各疾患のテストバッテリー

1 半月板損傷

	McMurray（マクマレー）テスト	Apley（アプレー）圧迫テスト
手技	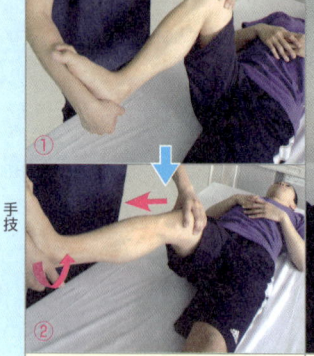 ▲写真は内側の半月板を見ているテストです． ①膝を最大屈曲位とし，内外関節裂隙に手指を当てる．②下腿に回旋ストレスを加えながら膝を伸展させる	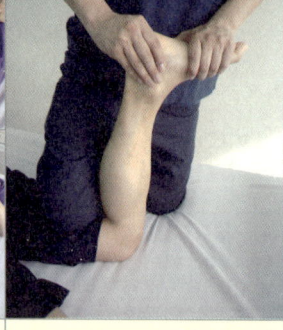 腹臥位で膝を90度屈曲し，検者の膝で大腿部を固定する．踵と足底部に両手を置き，下方へ圧迫しながら下腿を内・外旋させる
反応	疼痛やクリック音（異常音）が誘発されることで陽性とする．膝伸展，下腿内旋時の痛みでは内側半月板損傷，同外旋時の痛みでは外側半月板損傷を疑う click音でも陽性	下腿内旋時の痛みでは内側半月板損傷，同外旋時の痛みでは外側半月板損傷を疑う

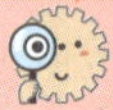

ここがポイント！

疼痛を誘発するテストなので，愛護的に行いましょう．

2　前十字靭帯損傷

	Lachman （ラックマン）テスト	Pivot Shift （軸移動）テスト	前方引き出し テスト
手技	患者さんを背臥位とし，膝関節を 20〜30 度屈曲する．一方の手で大腿遠位部を固定し，他方の手で脛骨近位端を前方に引き出すようなストレスを加える	膝関節屈曲から伸展させる際に，膝外反・下腿内旋のストレスを加える	膝関節を 90 度屈曲とし，患者さんの足を検者の大腿部で固定する．両手で脛骨近位部を把持し，前方に引く
反応	前十字靭帯断裂があると，脛骨が前方に引き出される	陽性の場合，膝屈曲 20 度付近で脛骨外側面が前方に亜脱臼し，疼痛や不安定感が生じる	前十字靭帯断裂があると，脛骨が前方に引き出される

ここがポイント！

急性期では痛みや筋肉の過緊張のため検査をしても陽性にならないことが多くみられます．

各疾患のテストバッテリー

3 後十字靭帯損傷

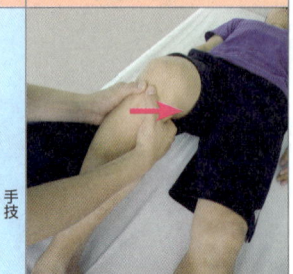

	後方引き出しテスト
手技	患者さんを背臥位とする．膝関節を90度屈曲させ，患者さんの足を検者の大腿部で固定する．両手で脛骨近位部を把持し，後方へ押す．また両手の親指は膝関節裂隙に当てる
反応	陽性の場合，関節裂隙に置いた親指で脛骨近位端の後方移動が触知できることが多い．後十字靭帯損傷の急性期では，後方ストレスを加えると膝窩部に激痛を訴える場合が多いとされている

膝関節の働きと靭帯の緊張 (Lanzら1959)

	外側側副靭帯	内側側副靭帯	前十字靭帯	後十字靭帯
屈曲	−	−	＊	＊
伸展	＋	＋	＋	−
外旋	＋	＋	−	−
内旋	＋ or −	＋ or −	＋	＋

＋：緊張
−：弛緩
＊：屈曲の程度によって緊張の度合いが変わる

ここがポイント！

陳旧性の後十字靭帯損傷では，多くの場合後方ストレスを加えなくても膝関節屈曲位で脛骨近位端が後方へ移動しています．側方より眺めると，脛骨粗面部が健側と比較して後方へ落ち込んでいることが観察されます．

4 内側側副靱帯損傷

	外反ストレステスト（膝屈曲位）	外反ストレステスト（膝伸展位）
手技	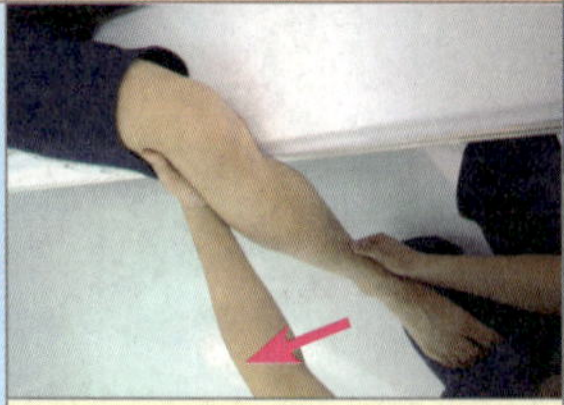 患者さんを背臥位とし，膝を30度屈曲させる．一方の手を膝外側に置き，他方の手で足部を把持し，膝外反を強制する	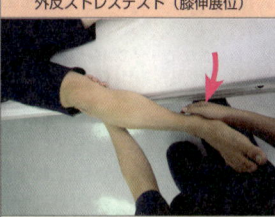 膝伸展位にて外反ストレスを加える
反応	健側と比較して，緩みがあれば内側側副靱帯損傷を疑う．損傷部位は大腿骨付着部付近が多く，圧痛を認め，ストレスを加えた際に激痛を訴える	健側と比較して，外側方への緩みがあれば十字靱帯損傷の合併が疑われる

5 外側側副靱帯損傷

	内反ストレステスト（膝屈曲位）	内反ストレステスト（膝伸展位）
手技	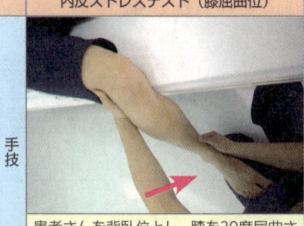 患者さんを背臥位とし，膝を30度屈曲させる．一方の手で膝内側に手を置き，他方の手で足部を把持し，膝内反を強制する	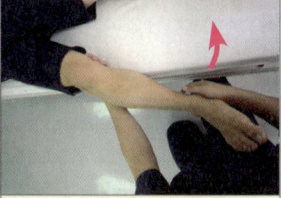 膝伸展位にて内反ストレスを加える
反応	健側と比較し緩みがあれば，外側側副靱帯損傷が疑われる	健側と比較し外側方への緩みがあれば十字靱帯損傷の合併が疑われる

評価

各疾患のテストバッテリー

6 股・膝関節疾患における筋伸張テスト

Thomas(トーマス)テスト

手技	背臥位にて一側の股関節を最大屈曲させ,骨盤を後傾させる
反応	骨盤の後傾に伴い,反対側の股関節が屈曲してきた場合を陽性とする 陽性は,腸腰筋の短縮や股関節の屈曲拘縮を意味する

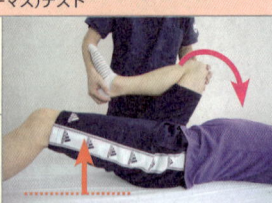

Ober(オーバー)テスト

手技	側臥位にて下方側の股関節を屈曲位とし,上方側の下肢を膝90度屈曲位で股関節を内転させる
反応	膝の内側が床に接しなければ陽性とする.陽性は,大腿筋膜張筋の短縮(伸張性の低下)を意味する

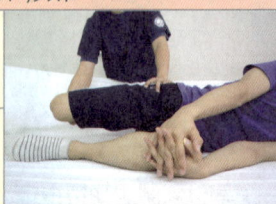

Ely's(エリーズ)テスト

手技	腹臥位にて股関節伸展位とし,膝関節を屈曲させていく
反応	膝関節の屈曲に伴い,しり上がり現象を認めれば陽性とする 陽性は,大腿四頭筋の短縮(伸張性の低下)を意味する

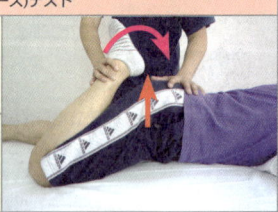

> **ここがポイント!**
>
> 腰椎前弯や骨盤挙上などの代償運動などを見逃さないように観察しましょう.また,短縮している筋を伸張するので痛みを伴います.愛護的に行いましょう.

各疾患のテストバッテリー

7 肩峰下インピンジメント症候群

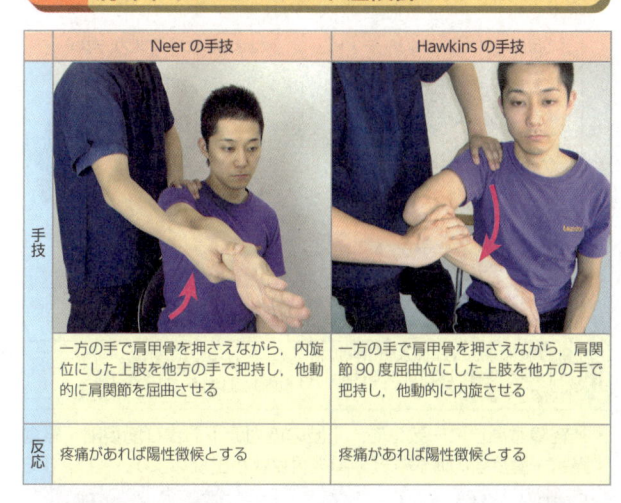

	Neerの手技	Hawkinsの手技
手技	一方の手で肩甲骨を押さえながら、内旋位にした上肢を他方の手で把持し、他動的に肩関節を屈曲させる	一方の手で肩甲骨を押さえながら、肩関節90度屈曲位にした上肢を他方の手で把持し、他動的に内旋させる
反応	疼痛があれば陽性徴候とする	疼痛があれば陽性徴候とする

ここがポイント!

*インピンジメント徴候発生の原理

NeerまたはHawkinsの手技によって、棘上筋腱と肩峰下方とが肩峰（または烏口肩峰靭帯）に押し付けられ疼痛が発生します。

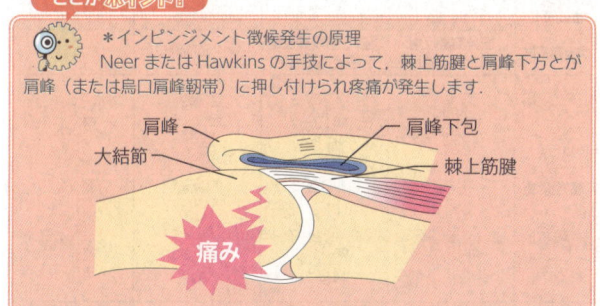

- 肩峰
- 肩峰下包
- 大結節
- 棘上筋腱
- 痛み

各疾患のテストバッテリー

8 頸椎椎間板ヘルニア

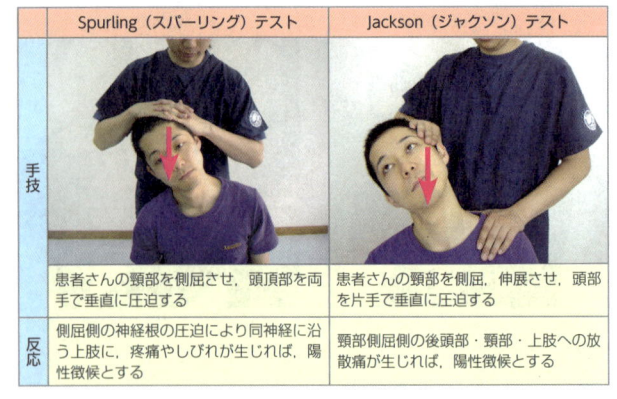

	Spurling（スパーリング）テスト	Jackson（ジャクソン）テスト
手技	患者さんの頸部を側屈させ、頭頂部を両手で垂直に圧迫する	患者さんの頸部を側屈、伸展させ、頭部を片手で垂直に圧迫する
反応	側屈側の神経根の圧迫により同神経に沿う上肢に、疼痛やしびれが生じれば、陽性徴候とする	頸部側屈側の後頭部・頸部・上肢への放散痛が生じれば、陽性徴候とする

- 神経障害高位に一致して、上肢の筋力低下および筋萎縮・感覚障害・腱反射の減弱などの神経根症状が出現します．

支配神経根	C5	C6	C7	C8
主な責任椎間高位	C4-5	C5-6	C6-7	C7-8
深部腱反射	三角筋腱反射 上腕二頭筋腱反射	上腕二頭筋腱反射 腕橈骨筋腱反射	上腕三頭筋腱反射	なし
感覚領域				
支配運動	肩の外転	肘屈曲 手関節背屈	肘伸展 手関節掌屈	手指開閉

戸山芳昭：頸椎．標準整形外科学第10版（国分正一他編）．医学書院，P441，2008 より引用

9 腰椎椎間板ヘルニア

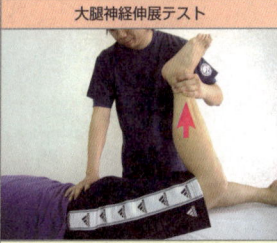

	SLR（下肢伸展挙上）テスト	大腿神経伸展テスト
手技	患者さんを背臥位とし，一方の手で患側下肢の足首を下から把持する．他方の手は，膝関節伸展位を保持するために膝蓋骨上に置く股関節内外転，内外旋中間位で，膝を伸展したまま股関節を屈曲（下肢を挙上）する	患者さんを腹臥位とし，一方の手で患者さんの殿部を固定する．他方の手は足首を把持する膝関節を90度屈曲位とした状態で，下腿を上方に引き上げ股関節を伸展させる
反応	挙上途中で大腿後面，膝下に放散痛が出現したら陽性とする．陽性の場合はL4-5，またはL5-S1椎間板ヘルニアが疑われる．正常では70度以上まで疼痛なしに挙上が可能	大腿神経に沿って大腿前面に疼痛が出現したら陽性とする．陽性の場合にはL3-4椎間板ヘルニアが疑われる

支配神経根	L4	L5	S1
主な責任椎間高位	L2-3 または L3-4	L4-5	L5-S1
深部反射	膝蓋腱反射	ー	アキレス腱反射
感覚領域	感覚麻痺	感覚麻痺	感覚麻痺
支配筋	大腿四頭筋	前脛骨筋，長母趾伸筋，長趾伸筋	下腿三頭筋，長母指屈筋，長趾屈筋

菊地臣一：胸椎，腰椎．標準整形外科学第10版（国分正一他編）．医学書院，P476，2008より引用

各疾患のテストバッテリー

10 胸郭出口症候群

	Morley テスト	Adson テスト	Wright テスト
手技	鎖骨上窩部で, 前斜角筋腱付着部・腕神経叢を指で圧迫する	橈骨動脈を触診しながら患者さんの頸部を伸展させ, 疼痛側に回旋させる. その状態で深呼吸をさせ, 橈骨動脈の拍動を触診する	下垂した上肢の橈骨動脈の拍動を確認する. その後, 両肩関節を外転 90 度, 外旋 90 度, 肘関節屈曲 90 度の肢位をとらせる
反応	前胸部に放散痛が生じれば陽性とする	橈骨動脈の拍動が減弱または消失することで陽性とする.	橈骨動脈の拍動が減弱または消失すれば陽性とする

ここがポイント!

Morley テストは頸腕症候群や頸部脊椎症でも陽性となる場合が多いため, 注意が必要です. また, Wright テストは愁訴のない健常者においても陽性率が高いため, ただちに異常とはいえません.

- A. 斜角筋症候群, B. 肋鎖症候群, C. 小胸筋症候群を総称して, 胸郭出口症候群といいます. それぞれの部位で神経の絞扼血管の圧迫を受けると, 上肢痛やしびれなどが出現します.

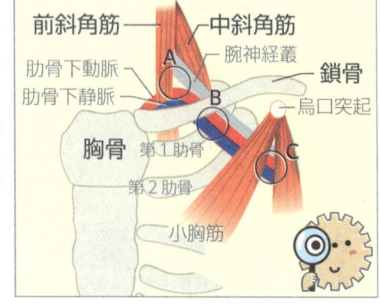

各疾患のテストバッテリー

Ⅲ-7 評価・フィジカルアセスメント
歩行

1 歩行周期　歩幅と重複歩

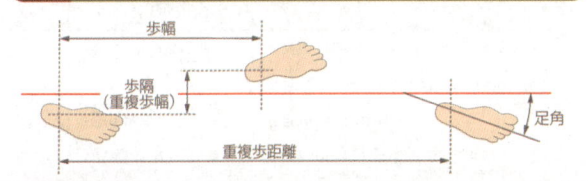

(図：歩幅、歩隔（重複歩幅）、重複歩距離、足角)

1歩 (step)	右（左）踵が接地し、次に左（右）踵が接地するまでの動作
重複歩 (stride)	踵が接地して、次に同側の踵が再び接地するまでの動作をいう．この一連の動作を歩行周期という．
歩行率 (walking rate, cadence)	単位時間内の歩数

10m 歩行時の測定方法

①スタートラインの手前3mの助走路より歩き始める
②スタートラインを踏むか越えて足底が接地したときにストップウォッチを押し、そのステップを1歩とする
③ゴールラインを含む測定ゾーンに残る足が浮いた時点でストップウォッチを押し、その足が次に接地したステップまで歩数に数える
④ゴールラインを越えた滑走路までスピードを落とさずに歩かせる
⑤測定した時間、歩数を基に歩行速度、歩行率、歩幅を算出する

歩行速度
・秒速 (m/秒)=10/歩行時間(秒)
・分速 (m/分)=600/歩行時間(分)
・時速 (Km/時)=36/歩行時間(時)

歩行率
・歩行率 (steps/sec)=歩数/歩行時間(秒)
・歩行率 (steps/sec)=60×歩数/歩行時間(秒)

歩幅
・歩幅 (m)=分速 (m/min)/歩行率 (steps/min)
・歩幅 (m)=分速 (m/sec)/歩行率 (steps/sec)

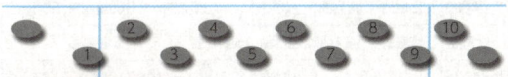

(図：0m 助走3m　10m（時間、ステップ数の計測）)

ここがポイント!!

歩行速度は歩行能力を測る指標として用いられます．屋外歩行自立の基準として、横断歩道を渡れることが条件であるため、10mを10秒以内で歩行できるかどうかをみます．

● 歩行中の 関節肢位

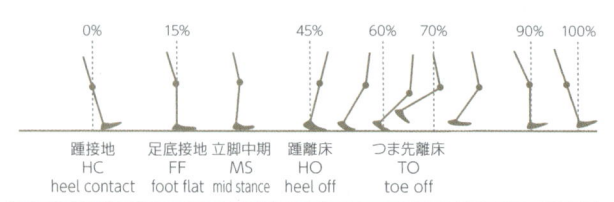

		0%	15%		45%	60%	70%		90%	100%
		踵接地 HC heel contact	足底接地 FF foot flat	立脚中期 MS mid stance	踵離床 HO heel off		つま先離床 TO toe off			

		立脚期(stance phase)					遊脚期(swing phase)		
		踵接地 (heel strike)	足底接地 (foot flat)	立脚中期 (mid stance)	踵離床 (heel off)	足趾離地 (toe off)	加速期 (acceleration)	遊脚中期 (mid swing)	減速期 (deceleration)
歩行周期		衝撃吸収期		踏み返し期	踏み切り期		加速期	立脚中期	減速期
		初期の安定性,動作の流れの維持,衝撃吸収		安定性,前方への動きの維持			歩幅の獲得,足部の離床		
		0%	15%	25-30%	45-50%	60%	60-75%	75-85%	85-100%
重心の上下		低位		高位		低位		高位	
体 幹		直 立							
骨盤	左右	中央		右		中央		左	
	回旋	内旋4度		中間位0度		外旋4度	徐々に内旋	中間位0度	徐々に外旋
股関節	屈曲・伸展	25度屈曲	20度屈曲	中間位0度	15-20度伸展	10度伸展	0-10度伸展	20度屈曲	20度屈曲
	内·外転	中間位0度	4度内転	徐々に外転		5度外転	徐々に内転		
	内·外転	4度外旋		4度内旋			4度外旋		
膝関節	屈曲・伸展	完全伸展0度	20度屈曲	15度屈曲	完全伸展0度		40度屈曲	60度屈曲	5度屈曲
足関節	底·背屈	5度底屈	15度底屈	2-3度背屈	20度背屈	15度底屈	5度背屈		
足趾	屈曲・伸展	25度まで伸展		中間位0度	30度伸展	60度伸展	中間位0度		25度まで伸展

Ⅳ-1 主要疾患と離床時の留意点
骨折

1 骨折の分類

外力の作用方向による分類

屈曲骨折	圧迫骨折	剪断骨折	捻転骨折	裂離骨折
骨に直達あるいは介達的に屈曲力が加わって生じる	骨の軸方向の圧迫力による骨折	剪断力による	強い捻転力が骨に加わった場合に生じる	筋肉の瞬間的な収縮によって生じる
屈曲骨折	圧迫骨折　椎体の圧迫骨折	剪断骨折	捻転骨折	裂離骨折

骨折線の走行による分類

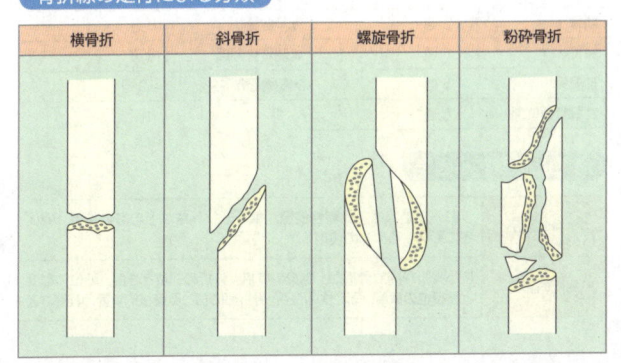

横骨折	斜骨折	螺旋骨折	粉砕骨折

骨折 **047**

2 骨折の治癒過程

炎症期	修復期	再造形期
骨折部に形成された血腫が骨折間隙を埋め，損傷された骨・骨膜および骨髄の壊死組織などによる炎症反応が起こる．	骨膜下では血腫が肉芽組織となり，骨塩の沈着が起こる．骨折間隙や骨髄内では，軟骨が誘導されて仮骨が形成される．	形成された仮骨が次第に増加し，骨量の幅が増加する．両骨折端が硬く結合される．

- 損傷した骨膜
- 血腫
- 壊死に陥った骨髄
- 損傷のない骨膜
- 壊死に陥った骨組織
- 血腫の器質化（軟骨および骨）
- 肉芽組織
- 軟骨
- 早期新生骨形成
- 線維骨

● Gurlt による骨の平均癒合日数

部位	日数	部位	日数
中手骨	2週	脛骨，上腕骨頸部	7週
肋骨	3週	両下腿骨	8週
鎖骨	4週	大腿骨骨幹部	8週
前腕骨	5週	大腿骨頸部	12週
上腕骨骨幹部	6週		

治癒に影響する因子

全身的因子	年齢，栄養状態，代謝性疾患，ホルモン異常などの基礎疾患，骨代謝に影響する薬物の使用
局所的因子	皮下骨折か開放骨折か，感染の有無，骨折の部位と程度，転位の程度と整復位の良否，固定性の良否，骨折部に加わる機械的負荷の程度など

3 症状・合併症・治療

局所症状

腫脹	血腫と炎症による浮腫によって生じる．一般に受傷後24～72時間頃が最も著しい
疼痛	自発痛，運動時痛を認める．また，圧痛，叩打痛，介達痛を認める
機能障害	肢体運動に必要な力が伝達されないこと，また疼痛により生じる
変形	完全骨折では転位によって回旋，屈曲，短縮などが生じる 不完全骨折では明らかではない場合が多い
異常可動性	完全骨折では異常な可動性を認める 不完全骨折では認めないこともある
異常姿勢	骨折部位により特有の姿勢をとることがある

合併症

	急性期	晩期
全身性合併症	出血性ショック DIC 脂肪塞栓症候群 深部静脈血栓症 肺塞栓症	外傷性神経症
局所の合併症	隣接臓器損傷 皮膚・筋・腱の損傷 血管・神経損傷 コンパートメント症候群 ガス壊疽，破傷風 感染	偽関節，遅延癒合，変形癒合 阻血性骨壊死 関節拘縮，阻血性拘縮 外傷性骨化性筋炎 慢性骨髄炎 Sudeck 骨委縮

骨折治療の基本原則

整復	固定
徒手整復・牽引法・観血的整復	外固定・内固定・創外固定

大腿の筋

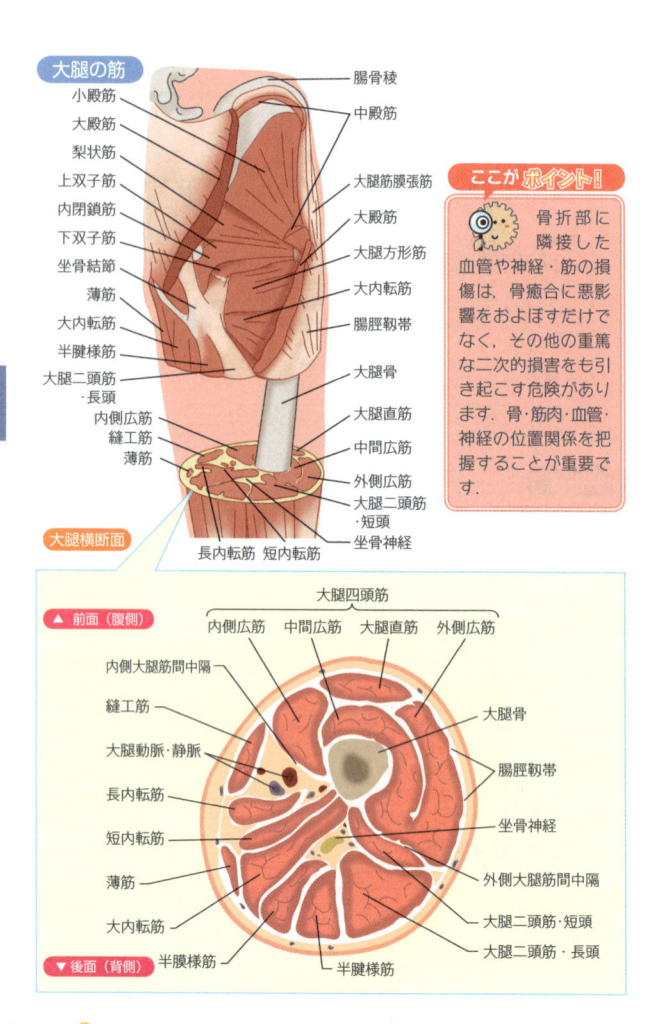

- 腸骨稜
- 小殿筋
- 大殿筋
- 梨状筋
- 上双子筋
- 内閉鎖筋
- 下双子筋
- 坐骨結節
- 薄筋
- 大内転筋
- 半腱様筋
- 大腿二頭筋・長頭
- 内側広筋
- 縫工筋
- 薄筋
- 中殿筋
- 大腿筋膜張筋
- 大殿筋
- 大腿方形筋
- 大内転筋
- 腸脛靱帯
- 大腿骨
- 大腿直筋
- 中間広筋
- 外側広筋
- 大腿二頭筋・短頭
- 坐骨神経
- 長内転筋　短内転筋

ここがポイント！

骨折部に隣接した血管や神経・筋の損傷は，骨癒合に悪影響をおよぼすだけでなく，その他の重篤な二次的損害をも引き起こす危険があります．骨・筋肉・血管・神経の位置関係を把握することが重要です．

大腿横断面

▲ 前面（腹側）

大腿四頭筋
- 内側広筋
- 中間広筋
- 大腿直筋
- 外側広筋

- 内側大腿筋間中隔
- 縫工筋
- 大腿動脈・静脈
- 長内転筋
- 短内転筋
- 薄筋
- 大内転筋
- 半膜様筋
- 半腱様筋
- 大腿骨
- 腸脛靱帯
- 坐骨神経
- 外側大腿筋間中隔
- 大腿二頭筋・短頭
- 大腿二頭筋・長頭

▼ 後面（背側）

050　骨折

下腿の筋

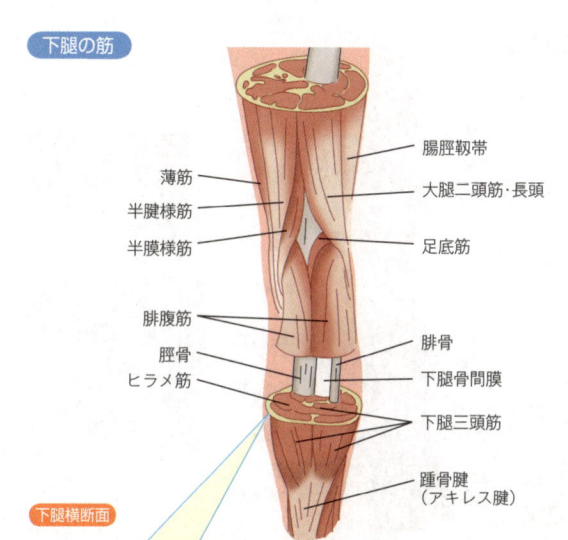

- 腸脛靱帯
- 薄筋
- 半腱様筋
- 半膜様筋
- 大腿二頭筋・長頭
- 足底筋
- 腓腹筋
- 脛骨
- ヒラメ筋
- 腓骨
- 下腿骨間膜
- 下腿三頭筋
- 踵骨腱（アキレス腱）

下腿横断面

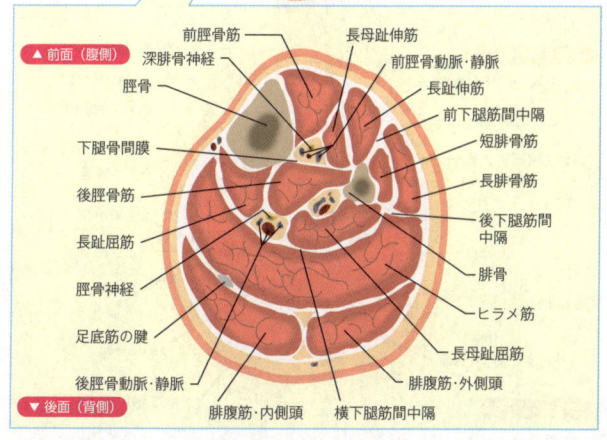

▲ 前面（腹側）

- 前脛骨筋
- 深腓骨神経
- 脛骨
- 下腿骨間膜
- 後脛骨筋
- 長趾屈筋
- 脛骨神経
- 足底筋の腱
- 後脛骨動脈・静脈
- 長母趾伸筋
- 前脛骨動脈・静脈
- 長趾伸筋
- 前下腿筋間中隔
- 短腓骨筋
- 長腓骨筋
- 後下腿筋間中隔
- 腓骨
- ヒラメ筋
- 長母趾屈筋
- 腓腹筋・外側頭
- 横下腿筋間中隔
- 腓腹筋・内側頭

▼ 後面（背側）

骨折

上腕の筋

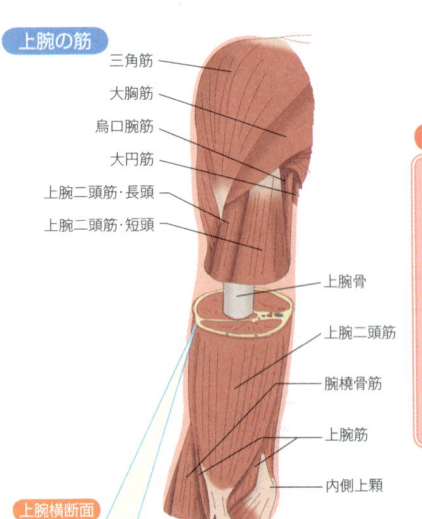

- 三角筋
- 大胸筋
- 烏口腕筋
- 大円筋
- 上腕二頭筋・長頭
- 上腕二頭筋・短頭
- 上腕骨
- 上腕二頭筋
- 腕橈骨筋
- 上腕筋
- 内側上顆

ここがポイント！

骨の修復には血流が重要です．骨に栄養を供給する血管の位置を把握し，骨折部位のレントゲン画像の変化を評価しましょう．
例）長管骨の場合は背側から修復されます．

上腕横断面

▲ 後面（背側）

- 上腕三頭筋・外側頭
- 橈骨神経
- 外側上腕筋間中隔
- 上腕骨
- 上腕筋
- 上腕三頭筋・長頭
- 上腕三頭筋・内側頭
- 内側上腕筋間中隔
- 尺骨神経
- 上腕静脈
- 上腕動脈
- 正中神経
- 筋皮神経
- 上腕二頭筋・長頭
- 上腕二頭筋・短頭

▼ 前面（腹側）

骨折

前腕の筋

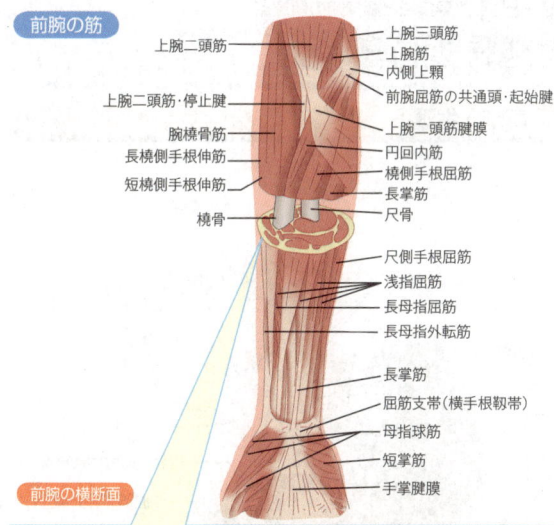

- 上腕二頭筋
- 上腕二頭筋・停止腱
- 腕橈骨筋
- 長橈側手根伸筋
- 短橈側手根伸筋
- 橈骨
- 上腕三頭筋
- 上腕筋
- 内側上顆
- 前腕屈筋の共通頭・起始腱
- 上腕二頭筋腱膜
- 円回内筋
- 橈側手根屈筋
- 長掌筋
- 尺骨
- 尺側手根屈筋
- 浅指屈筋
- 長母指屈筋
- 長母指外転筋
- 長掌筋
- 屈筋支帯（横手根靱帯）
- 母指球筋
- 短掌筋
- 手掌腱膜

前腕の横断面

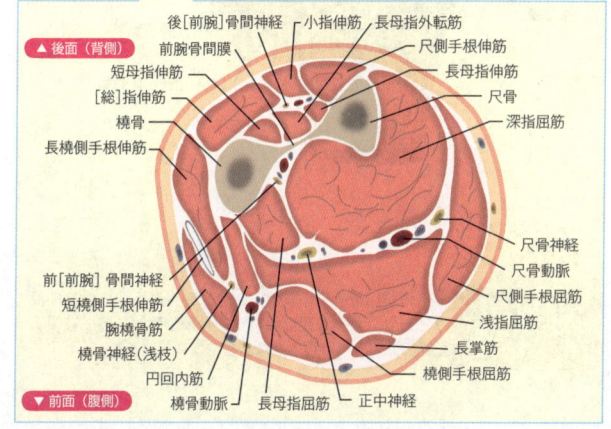

▲ 後面（背側）

- 後[前腕]骨間神経
- 前腕骨間膜
- 短母指伸筋
- [総]指伸筋
- 橈骨
- 長橈側手根伸筋
- 小指伸筋
- 長母指外転筋
- 尺側手根伸筋
- 長母指伸筋
- 尺骨
- 深指屈筋

▼ 前面（腹側）

- 前[前腕]骨間神経
- 短橈側手根伸筋
- 腕橈骨筋
- 橈骨神経（浅枝）
- 円回内筋
- 橈骨動脈
- 長母指屈筋
- 正中神経
- 尺骨神経
- 尺骨動脈
- 尺側手根屈筋
- 浅指屈筋
- 長掌筋
- 橈側手根屈筋

骨折 053

Ⅳ-2 主要疾患と離床時の留意点
大腿骨近位部骨折

1 解剖・生理

図中ラベル:
- 大腿骨頭
- 大腿骨頭靭帯
- 頭骨部の血管
- 滑膜
- 大転子
- 大腿骨頸部
- 内側大腿骨回旋動脈
- 腸腰筋の停止腱
- 線維膜
- 大腿深動脈
- 外側大腿回旋動脈
- 小転子

ここがポイント！

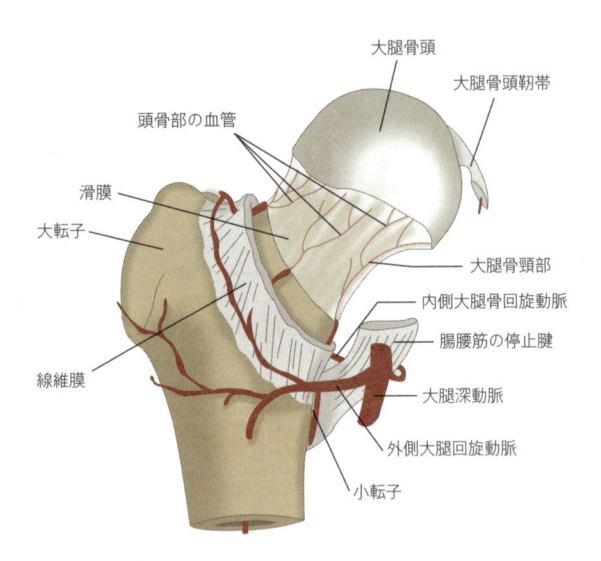

大腿骨頭は被膜下動脈と大腿骨頭靭帯動脈から栄養を受けており，大腿骨頸部骨折後の骨頭壊死は，特に被膜下動脈の血管の残存程度が重要となってきます．

大腿の筋

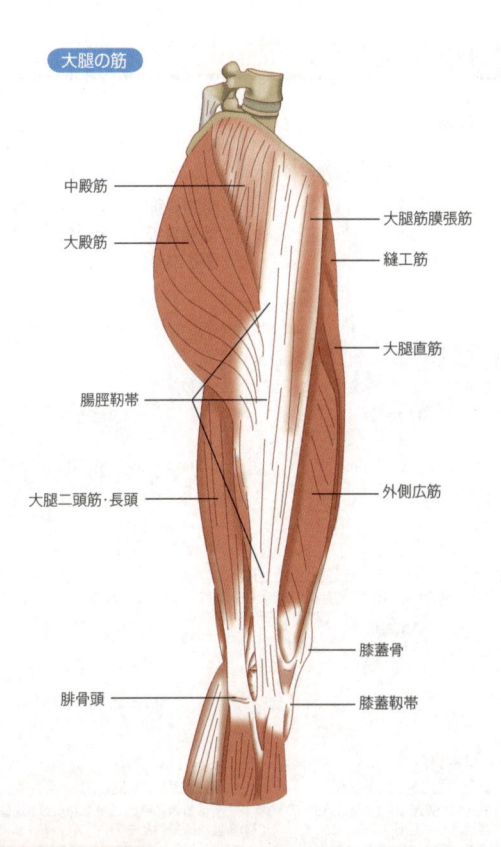

- 中殿筋
- 大殿筋
- 腸脛靭帯
- 大腿二頭筋・長頭
- 腓骨頭
- 大腿筋膜張筋
- 縫工筋
- 大腿直筋
- 外側広筋
- 膝蓋骨
- 膝蓋靭帯

ここがポイント！

大腿外側部に術創部があると腸脛靭帯の短縮が起こりやすく，膝関節の屈曲制限が起こります．Ober testにて短縮の有無を確認し，陽性の場合には腸脛靭帯へのアプローチを重点的に行いましょう．

大腿骨近位部骨折

2 病態

骨折の分類

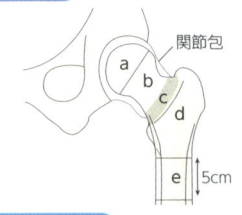

- a：骨頭骨折
- b：頸部骨折
- c：頸基部骨折
- d：転子部骨折
- e：転子下骨折

Garden 分類

- 内側骨折部の転位の程度をもとにした Stage 分類

Stage Ⅰ	Stage Ⅱ
不完全骨折（内側で骨の連続性が残存している）	完全穴嵌合骨折（軟部組織の連続性が保たれている）
Stage Ⅲ	Stage Ⅳ
完全骨折骨頭回転転位（Weitbrectの支帯連続性が残存している）	完全骨折骨頭回転転位なし（軟部組織の連続性が断たれたもの）

ここがポイント！

> 臨床では Stage Ⅰ と Ⅱ を非転位型，Stage Ⅲ と Ⅳ を転位型として 2 つに分類することの方が多いかもしれません．

大腿骨近位部骨折

Evans の分類

- 外側骨折の分類，X線前後像において内側骨皮質の損傷の程度，整復操作を加えた際の整復位保持の難易度による分類

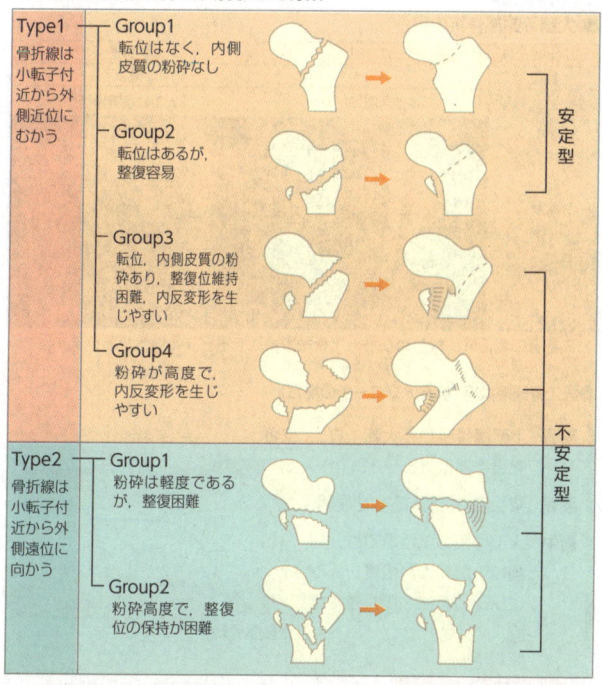

Type1 骨折線は小転子付近から外側近位にむかう	**Group1** 転位はなく，内側皮質の粉砕なし	安定型
	Group2 転位はあるが，整復容易	
	Group3 転位，内側皮質の粉砕あり，整復位維持困難，内反変形を生じやすい	不安定型
	Group4 粉砕が高度で，内反変形を生じやすい	
Type2 骨折線は小転子付近から外側遠位に向かう	**Group1** 粉砕は軽度であるが，整復困難	
	Group2 粉砕高度で，整復位の保持が困難	

3 症状

- 歩行困難，股関節周囲の疼痛
- 患肢の短縮と自動運動困難

4 治療

手術療法

■ 大腿骨頸部骨折の場合

Garden 分類	Ⅰ・Ⅱ	Ⅲ・Ⅳ
転位	ない	ある
術式	骨接合術（ピン）	人工骨頭置換術

・高齢者の場合は，はじめから人工骨頭置換術を選択する場合があります．

●人工骨頭置換術（後方アプローチの場合）

皮切：上前腸骨棘から大転子真上を通る部位（8〜10cm）

展開：梨状筋・短外旋筋群を展開．

術中：人工骨頭の試整復では，可動域・関節の緊張度・インピンジの有無・脚長差を確認．

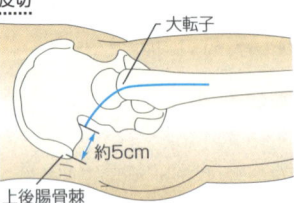

> **ここがポイント！**
>
> 人工骨頭置換術では，股関節の安定化に関与する外旋筋群を切開しているため，関節の安定性が低下します．術後の外旋時の収縮を促していくとともに大殿筋や中殿筋の強化を積極的に行っていきましょう．

大腿骨近位部骨折

■ 転子部骨折の場合

Evans 分類	安定型	不安定型
術式	CHS(DHS, Ω—puls)	Gamma nail, PFN
	CHS	Gamma nail

● CHS 外側進入の場合

皮切

上前腸骨棘

皮切：大転子の隆起から遠位へ 10cm 程度，大腿筋膜に沿って切開．

展開：外側広筋を切開し，骨膜を縦切する．

術中：イメージ下にてラグスクリューの刺入位置を決定し，プレートとラグスクリューを固定する．
ラグスクリューは骨頭と平行に刺入し，カットアウトを防ぐ．

大腿骨近位部骨折

● 骨接合術（CHS 等）後に起こり得る合併症

カットアウト	骨頭からスクリューなどの内固定剤が逸脱し突き出してしまうこと
バックアウト	スクリューなどが抜けてしまうこと
テレスコーピング	骨折部に圧迫力が加わり骨折の近位骨片が内固定剤と一体となって徐々に頸部が短縮してゆくこと
偽関節	骨折の癒合過程が止まり、異常可動性を示すこと（不十分な固定や感染・骨欠損が原因）

ここがポイント！

術後は必ずレントゲンを見てプレートの位置等を確認しましょう．

手術後のレントゲンチェックポイント

①ラグスクリューは頸部に対して平行に挿入されているか
②ラグスクリューは十分深くまで挿入されているか
③側面像でプレートは大腿骨軸に対して平行か
④手術後と比較してラグスクリューと骨頭の位置にズレが生じていないか

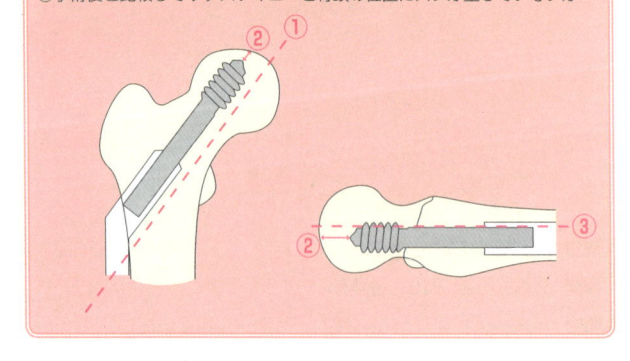

大腿骨近位部骨折

5 術後のケアポイント

- □ 良肢位の保持
  軽度外転,回旋中間位,軽度挙上
  (股関節 20〜30 度屈曲)
- □ 出血量の観察
- □ 起立性低血圧の有無
- □ 疼痛コントロール
- □ DVT の予防 P005,006 へ

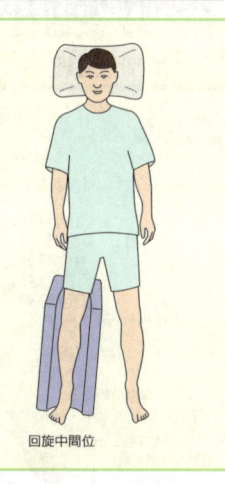

回旋中間位

6 離床時のチェックポイント

整形外科と早期離床 離床開始基準・中止基準⇨ P002

チェックポイント

- □ 術式の確認をしたか
- □ 下記内容を医師(術者)に確認したか
  骨質・筋量・スクリューの固定性・術中の可動域・インピンジの有無など
- □ 疼痛はコントロールできているか
- □ 手術前の筋力・ADL 能力を把握しているか
- □ 脱臼肢位を取っていないか(内転・内旋位)

大腿骨近位部骨折

Ⅳ-3 | 主要疾患と離床時の留意点
末梢神経損傷

1 解剖・生理

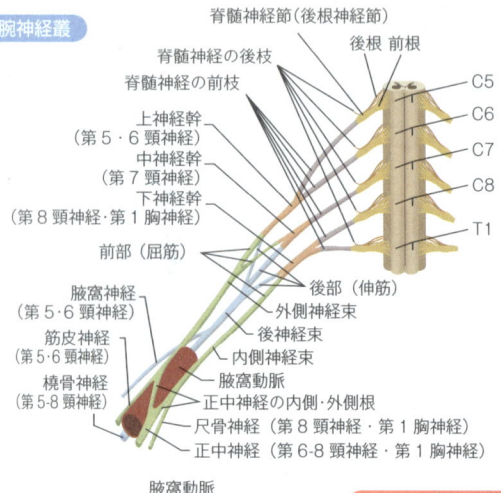

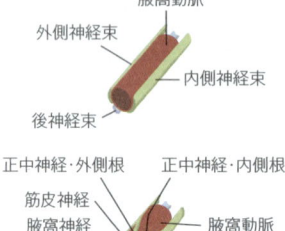

腕神経叢

- 脊髄神経節（後根神経節）
- 脊髄神経の後枝
- 脊髄神経の前枝
- 後根 前根
- C5
- C6
- C7
- C8
- T1
- 上神経幹（第5・6頸神経）
- 中神経幹（第7頸神経）
- 下神経幹（第8頸神経・第1胸神経）
- 前部（屈筋）
- 後部（伸筋）
- 腋窩神経（第5・6頸神経）
- 外側神経束
- 後神経束
- 筋皮神経（第5・6頸神経）
- 内側神経束
- 橈骨神経（第5-8頸神経）
- 腋窩動脈
- 正中神経の内側・外側根
- 尺骨神経（第8頸神経・第1胸神経）
- 正中神経（第6-8頸神経・第1胸神経）

- 腋窩動脈
- 外側神経束
- 内側神経束
- 後神経束

- 正中神経・外側根
- 正中神経・内側根
- 筋皮神経
- 腋窩動脈
- 腋窩神経
- 正中神経
- 橈骨神経
- 尺骨神経

ここがポイント！

上腕内側中央には正中神経や尺骨神経など重要な神経があります．側臥位や前傾側臥位の際にクッションなどが長時間この部分を圧迫していると神経損傷を引き起こす可能性があるため注意しましょう．

上腕の神経

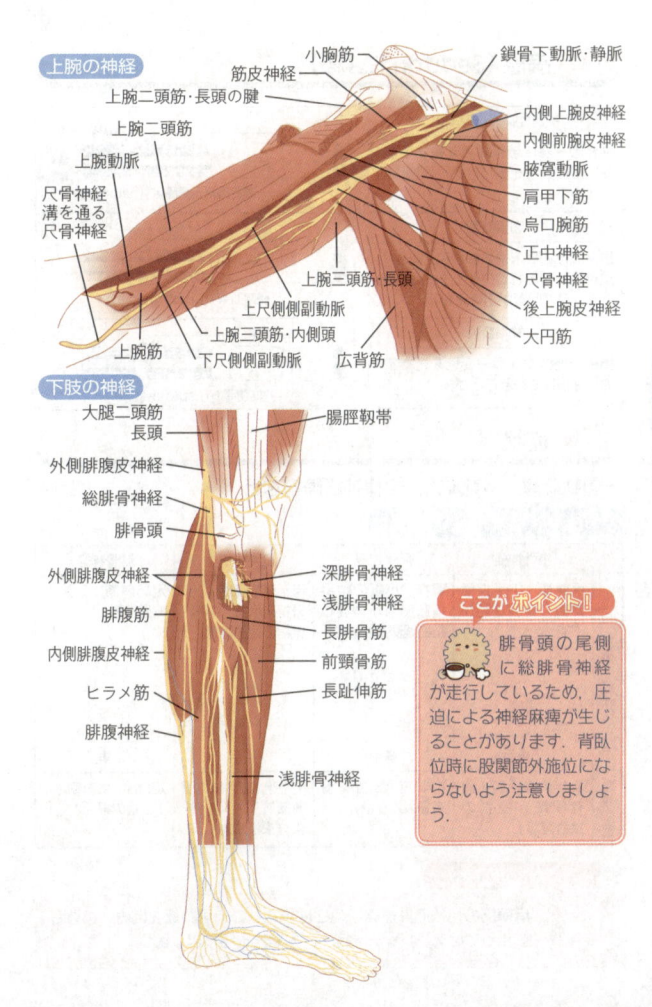

- 筋皮神経
- 小胸筋
- 鎖骨下動脈・静脈
- 上腕二頭筋・長頭の腱
- 上腕二頭筋
- 内側上腕皮神経
- 内側前腕皮神経
- 上腕動脈
- 腋窩動脈
- 尺骨神経溝を通る尺骨神経
- 肩甲下筋
- 烏口腕筋
- 正中神経
- 上腕三頭筋・長頭
- 尺骨神経
- 上尺側側副動脈
- 後上腕皮神経
- 上腕三頭筋・内側頭
- 大円筋
- 上腕筋
- 下尺側側副動脈
- 広背筋

下肢の神経

- 大腿二頭筋長頭
- 腸脛靱帯
- 外側腓腹皮神経
- 総腓骨神経
- 腓骨頭
- 外側腓腹皮神経
- 深腓骨神経
- 腓腹筋
- 浅腓骨神経
- 長腓骨筋
- 内側腓腹皮神経
- 前脛骨筋
- ヒラメ筋
- 長趾伸筋
- 腓腹神経
- 浅腓骨神経

ここがポイント!

腓骨頭の尾側に総腓骨神経が走行しているため、圧迫による神経麻痺が生じることがあります。背臥位時に股関節外施位にならないよう注意しましょう。

末梢神経損傷

2 病態（Seddonによる）

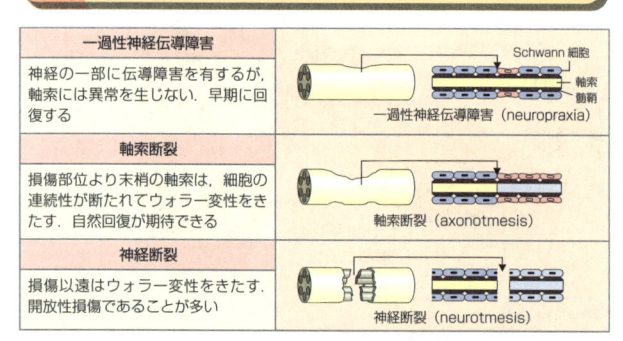

一過性神経伝導障害
神経の一部に伝導障害を有するが，軸索には異常を生じない．早期に回復する

一過性神経伝導障害（neuropraxia）

軸索断裂
損傷部位より末梢の軸索は，細胞の連続性が断たれてウォラー変性をきたす．自然回復が期待できる

軸索断裂（axonotmesis）

神経断裂
損傷以遠はウォラー変性をきたす．開放性損傷であることが多い

神経断裂（neurotmesis）

3 症状

- 運動麻痺，感覚障害，自律神経障害など

代表的な神経麻痺の症状

	橈骨神経	尺骨神経	正中神経	腓骨神経
特徴・症状	手関節・中手指節関節の伸展運動が不能 下垂手	環指・小指の中手指節関節が伸展し指節間関節が屈曲 鷲手	母指球筋萎縮．母指・示指・中指・環指の屈曲障害 猿手	足部関節，足趾の背屈困難 下垂足
感覚障害	1-4半指手背（固有領域：1-2指の接合背部）	4半指，5指（固有領域：5指）	1-4半指手掌（固有領域：2-3指PIPより末梢掌側）	足背部（固有領域：1-2指の根元）

ここがポイント！

麻痺筋の拮抗筋に短縮が起こりやすいので可動域を確認し，場合によってはストレッチを行い，拘縮を予防しましょう．

骨折・脱臼による末梢神経麻痺

骨折・脱臼	神経麻痺
鎖骨骨折	腕神経叢麻痺
肩関節前方脱臼	腋窩神経麻痺
上腕骨外顆頸骨折	腕神経叢麻痺
上腕骨骨幹部骨折	橈骨神経麻痺
上腕骨顆上骨折	橈骨神経麻痺・正中神経麻痺
肘関節脱臼	尺骨神経麻痺・正中神経麻痺
モンテジア骨折	橈骨神経麻痺
橈骨遠位端骨折	尺骨神経麻痺・正中神経麻痺
股関節脱臼・脱臼骨折	
前方脱臼・脱臼骨折	大腿神経麻痺
後方脱臼・脱臼骨折	坐骨神経麻痺
大腿骨顆上骨折・顆部骨折	腓骨神経麻痺・脛骨神経麻痺
膝関節脱臼	腓骨神経麻痺

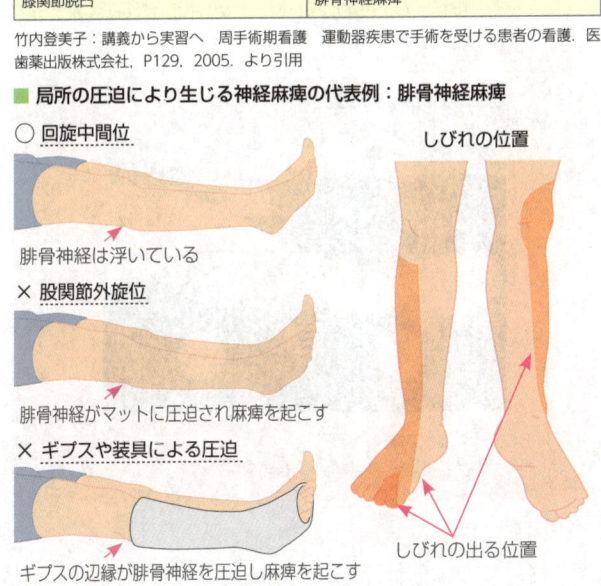

竹内登美子：講義から実習へ　周手術期看護　運動器疾患で手術を受ける患者の看護．医歯薬出版株式会社，P129，2005．より引用

■ 局所の圧迫により生じる神経麻痺の代表例：腓骨神経麻痺

○ **回旋中間位**

腓骨神経は浮いている

× **股関節外旋位**

腓骨神経がマットに圧迫され麻痺を起こす

× **ギプスや装具による圧迫**

ギプスの辺縁が腓骨神経を圧迫し麻痺を起こす

しびれの位置

しびれの出る位置

末梢神経損傷

4 治療

■ 保存療法
- 低周波治療
- 装具療法
- ビタミンB_{12}の投与

> 関連事項 ポケットマニュアルシリーズ
> 整形外科と早期離床 ▶ 装具療法 ⇨ P110

■ 手術療法
- 神経剥離術，神経縫合術，神経移植術，神経移行術

■ 機能再建術
- 筋移行術，腱移行術，遊離筋移行術，腱切り術，腱延長術

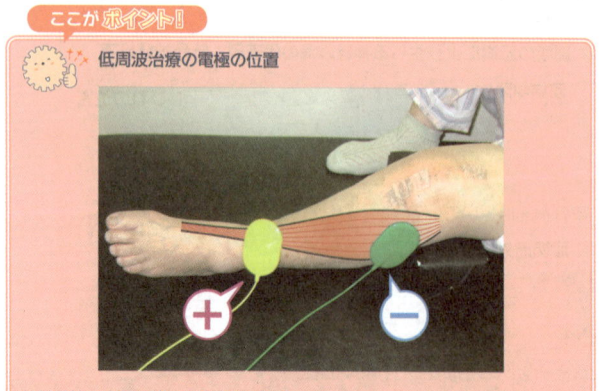

ここがポイント！

低周波治療の電極の位置

前脛骨筋の走行に沿って電極を装着します．
＋極と－極を間違えないように注意しましょう．

末梢神経損傷

Ⅳ-4 主要疾患と離床時の留意点
変形性股関節症

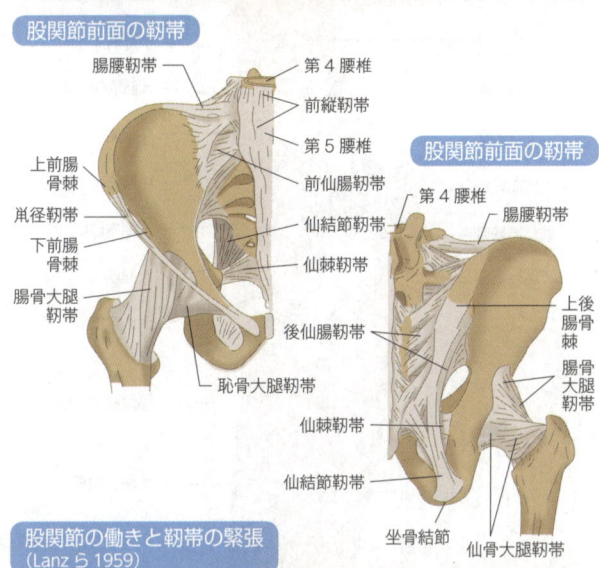

1 解剖・生理

股関節前面の靱帯

腸腰靱帯
第4腰椎
前縦靱帯
第5腰椎
上前腸骨棘
前仙腸靱帯
鼠径靱帯
仙結節靱帯
下前腸骨棘
仙棘靱帯
腸骨大腿靱帯
恥骨大腿靱帯

股関節前面の靱帯

第4腰椎
腸腰靱帯
上後腸骨棘
腸骨大腿靱帯
後仙腸靱帯
仙棘靱帯
仙結節靱帯
坐骨結節
仙骨大腿靱帯

股関節の働きと靱帯の緊張
(Lanz ら 1959)

	屈曲	伸展	外転	内転	外旋	内旋
腸骨大腿靱帯（上）	−	＋	−	＋＋	＋	−
腸骨大腿靱帯（下）	−	＋＋	＋	＋	＋	−
恥骨大腿靱帯	−	＋	＋＋	−	＋	−
坐骨大腿靱帯	−	＋	＋	−	−	＋
大腿骨頭靱帯	−	−	−	−	−	−

＋＋〜−：靱帯の緊張を示す

大腿後面の筋

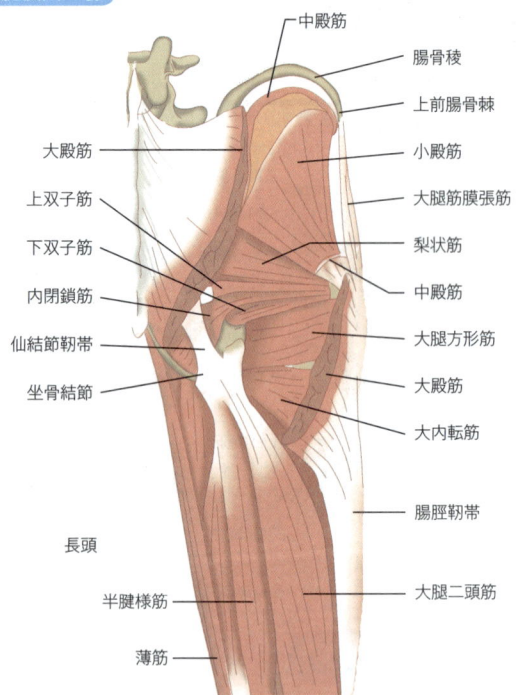

- 中殿筋
- 腸骨稜
- 上前腸骨棘
- 大殿筋
- 小殿筋
- 上双子筋
- 大腿筋膜張筋
- 下双子筋
- 梨状筋
- 内閉鎖筋
- 中殿筋
- 仙結節靱帯
- 大腿方形筋
- 坐骨結節
- 大殿筋
- 大内転筋
- 腸脛靱帯
- 長頭
- 大腿二頭筋
- 半腱様筋
- 薄筋

ここがポイント！

THAの手術の際に切開する深層外旋六筋（上・下双子筋，梨状筋，内・外閉鎖筋，大腿方形筋）は，股関節の外旋作用をもつとともに，骨頭の安定化に関与する重要な筋群です．術後は関節の安定性が低下するため，これら筋の促通を行うとともに，脱臼に対する配慮が必要です．

変形性股関節症

2 病態

- 軟骨基質の摩耗や亀裂が生じ，大腿骨頭や臼蓋が変形し，関節機能が消失する．

X線画像計測

ab：大腿骨骨幹の長軸
cd：大腿骨頸部および頭部の長軸
FA：femoral angle
SJ：superior joint space
AJ：axial joint space
MJ：medial joint space

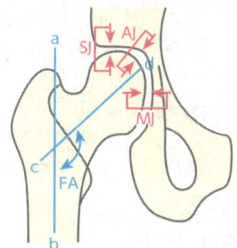

FA（femoral angle）	男性 128度　女性 126.7度
SJ（superior joint space）	4mm（2〜7mm）
AJ（axial joint space）	4mm（2〜7mm）
MJ（medial joint space）	8mm（4〜14mm）

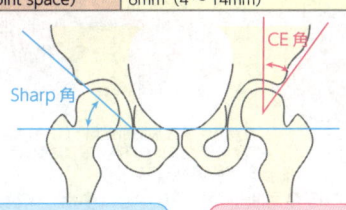

- Sharp角：涙痕下縁と臼蓋外側を結ぶ線と水平線のなす角．
  成人男性：38〜42度
  成人女性：43〜45度

- CE角：骨頭中心を通る垂線と臼蓋外側縁を結んだ線とのなす角
  成人 20度以下：臼蓋形成不全

聖マリアンナ医科大学病院リハビリテーション部：ポケット版急性期リハビリテーションマニュアル．三輪書店，P239，2007．より引用

3 症状

- 疼痛，可動域制限，異常歩行，ADL（靴の着脱，爪切りなど）の障害．

整形外科と早期離床 ▶ 異常歩行 ⇨ P132

変形性股関節症

4 治療

病期別の治療選択

前・初期	20歳以下での症状が軽い場合は様子観察 症状のある場合，棚形成術，寛骨臼回転骨切り術(RAO)，Chiari骨盤骨切り術
進行期	寛骨臼回転骨切り術(RAO)，Chiari骨盤骨切り術，大腿骨頭回転骨切り術 ＊高齢者では人工股関節全置換術(THA)
末期	人工股関節全置換術(THA)

THAの場合

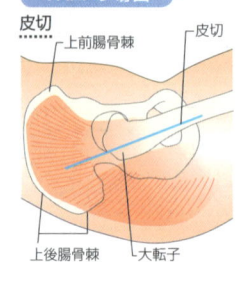

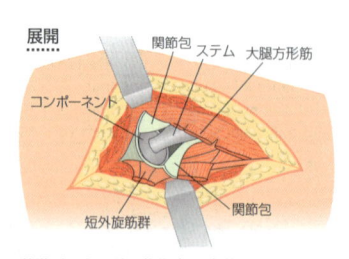

皮切

- 上前腸骨棘
- 皮切
- 上後腸骨棘
- 大転子

展開

- 関節包
- ステム
- 大腿方形筋
- コンポーネント
- 短外旋筋群
- 関節包

宮岡英世：人工股関節置換術(THA)執刀医のためのサージカルテクニック下肢(龍順之助編).メジカルビュー社，P65,2005.より引用

皮切：股関節を45度屈曲し大転子を中心に中枢・末梢側にそれぞれ5cm程度切開．

展開：中殿筋を分けて進入し，梨状筋を含む短外旋筋群を大転子より切離し，関節包を切除．

人工関節の設置：
寛骨および大腿骨のリーミング（骨を削る，または孔を開けるなどの操作を行いサイズを計測する作業）を行い，，カップ・ステムを設置．

ここがポイント！

THAには後方進入法と前方進入法があり，前者は中殿筋を分けて進入し，梨状筋を含む短外旋筋群を大転子より切離し，関節包を切除する方法です．近年では，皮切が小さく，筋の切離も少ない術式(MIS)を行う施設も増えてきました．筋のダメージが少なく，痛みが少ないため離床が進みます．

変形性股関節症

5 術後のケアポイント

- □ 感染徴候
- □ 良肢位の保持・脱臼予防
-   股関節軽度外転,回旋中間位を保持
- □ 腓骨神経麻痺の予防
- □ DVT 予防 ⇒ P005,006 へ

関連事項 ポケットマニュアルシリーズ
呼吸ケアと早期離床 ▶ 深部静脈血栓症 ⇒ P132

ここがポイント!

脱臼予防には内転・内旋させないことが重要です.

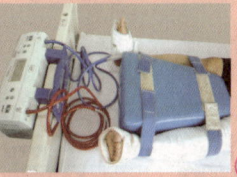

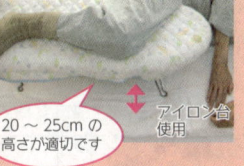

外転枕使用

20〜25cm の高さが適切です

アイロン台使用

アイロン台を使用する際には,アイロン台の縁による圧迫に注意します.また,足関節の自動運動を妨げない肢位を保ちましょう.

6 離床時のチェックポイント

チェックポイント
□ 術式の確認 ・アプローチ(前方進入 or 後方進入) ・脱臼のしやすさ,脱臼方向 ・軟部組織の状態や筋肉の量 ・術中の骨折の有無,骨硬度の状態 ・カップの角度,ステムの固定性 □ 疼痛のコントロールができているか □ 患者さんは脱臼肢位(予防)を理解しているか □ 筋力(特に外転筋) □ ROM-t(端座位や立ち上がりに十分な ROM があるか)

変形性股関節症

7 ADL 上での脱臼肢位の注意

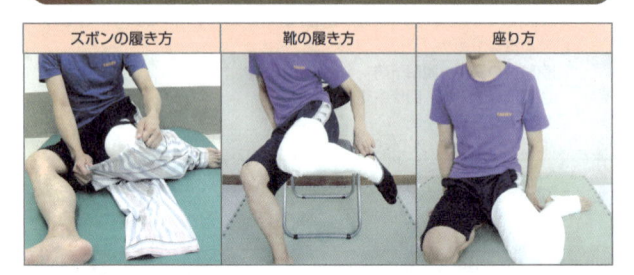

| ズボンの履き方 | 靴の履き方 | 座り方 |

ここが ポイント！

座位での動作時には股関節が屈曲している場合が多いので，内転・内旋させないように注意しましょう．患者さんには，常に「がに股」を意識してもらいます．

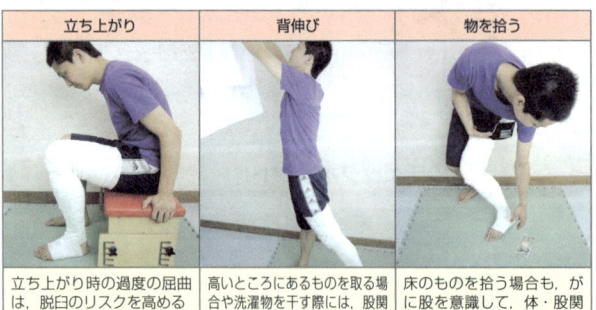

| 立ち上がり | 背伸び | 物を拾う |

立ち上がり時の過度の屈曲は，脱臼のリスクを高める

高いところにあるものを取る場合や洗濯物を干す際には，股関節の過伸展をきたす場合がある

床のものを拾う場合も，がに股を意識して，体・股関節をひねらないようにする

ここが ポイント！

術後 ROM が良好な人や骨盤の後傾が強い人，筋力が弱い高齢者は，後方進入法でも術後早期に前方脱臼が起こることがあるため注意しましょう．

変形性股関節症

IV-5 主要疾患と離床時の留意点
変形性膝関節症

1 解剖・生理

膝関節周囲筋

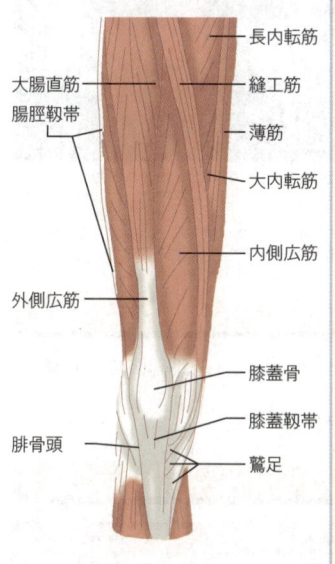

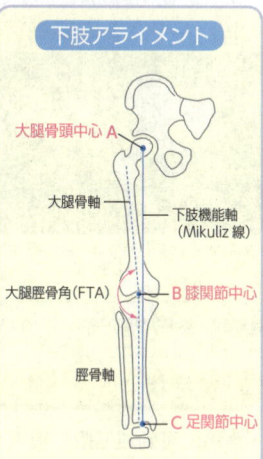

- 長内転筋
- 大腿直筋
- 縫工筋
- 腸脛靱帯
- 薄筋
- 大内転筋
- 内側広筋
- 外側広筋
- 膝蓋骨
- 膝蓋靱帯
- 腓骨頭
- 鵞足

下肢アライメント

- 大腿骨頭中心 A
- 大腿骨軸
- 下肢機能軸（Mikuliz 線）
- 大腿脛骨角（FTA）
- B 膝関節中心
- 脛骨軸
- C 足関節中心

- FTA (femoral tibia angle)
- 膝外側角で正常は約176度で軽度の外反を呈する．
- 下肢機能軸（Mikulicz 線）
- 立位での下肢荷重線を表し，正常では膝関節のほぼ中央を通過する．

疾患

変形性膝関節症 073

2 病態

- 関節軟骨の変性・摩耗・損傷に伴う軟骨および骨の新生・増殖性変化により膝関節の変形,可動域制限を生じます.

重症度分類（6段階分類・Grade0 が正常）

Grade1	Grade2	Grade3	Grade4	Grade5
骨棘や骨硬化像	3 mm未満の裂隙の狭小化	関節裂隙の閉鎖	荷重面の5 mm未満の摩耗と欠損	荷重面の5 mm以上の摩耗と欠損

画像提供　はまな整形外科クリニック http://www.hamana-seikei.com/

3 症状

- 疼痛,可動域制限,異常歩行,ADL（階段昇降など）障害

整形外科と早期離床　▶ 異常歩行⇒P132

4 治療

Grade 1, 2	Grade 3	Grade 4, 5
消炎鎮痛剤 外用剤 関節注射（ヒアルロン酸） 大腿四頭筋訓練 足底板（外側ウェッジ型）	HTO(高位脛骨骨切り術) OAブレース	HTO(高位脛骨骨切り術) OAブレース TKA（人工膝関節）

変形性膝関節症

TKA の場合

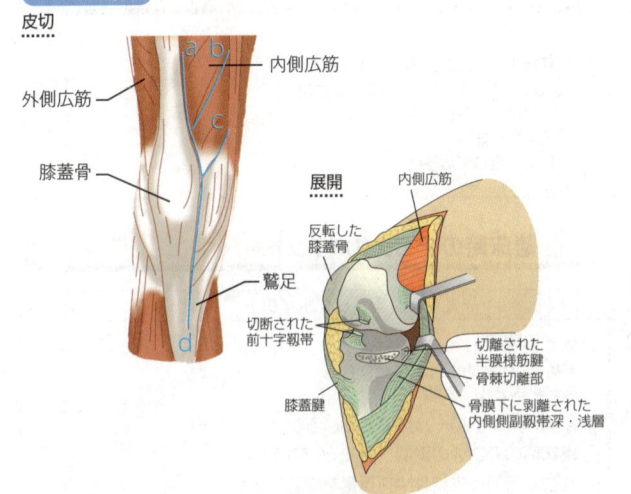

皮切

- 内側広筋
- 外側広筋
- 膝蓋骨
- 鵞足
- 切断された前十字靭帯
- 膝蓋腱

展開

- 内側広筋
- 反転した膝蓋骨
- 切離された半膜様筋腱骨棘切離部
- 骨膜下に剥離された内側側副靭帯深・浅層

星野明穂:人工膝関節置換術(TKA).執刀医のためのサージカルテクニック下肢(龍順之助編).メジカルビュー社,P156,2005.より引用

皮切	para-parella(a → d)、mid-vastus(b → d)、sub-vastus(c → d)を切開
展開	膝蓋骨を外側に脱臼させる
術中	アライメントの測定を行い,大腿骨・脛骨を切除し,コンポーネントへの置換を行う

ここがポイント！

TKAにはPCLを切離するPS型とPCLを温存するCR型があります。ACLは切離されているため前方動揺が大きくなります。かつ大腿四頭筋を切開するため,大腿四頭筋の筋力低下が予想されます.立位時の膝折れに注意が必要です.

変形性膝関節症

5　術後のケアポイント

- □術後出血（出血量 300 〜 800mL）
- □良肢位の保持（膝関節 20 度屈曲位）
- □疼痛のコントロール
- □ DVT 予防
- □腓骨神経麻痺の予防

6　離床時のチェックポイント

チェックポイント
□ 術式の確認 　手術中の膝関節屈曲角度の確認 　側副靱帯のリリース状況 □ 疼痛のコントロールはできているか □ 離床時の ROM の確認（屈曲 60 度以上） □ 立位歩行時の支持性や荷重量を確認したか

ここがポイント！

膝関節を屈曲する際に創部が伸張されるため，痛みが発生しやすくなります．人工関節の屈曲角度には限界があるので，和式トイレ等のしゃがみ動作が制限されます．

関節リウマチの診断・分類基準

TKAって言えばリウマチのことも覚えておかなくちゃ！

分類基準（アメリカリウマチ学会）

項目	定義
1. 朝のこわばり	朝のこわばりが1時間以上持続すること
2.3 関節以上の関節炎	3つの関節領域で，軟部組織の腫脹または関節液の貯留を医師が確認すること．判定すべき関節領域は左右のPIP関節，MCP関節，手関節，肘関節，膝関節，足関節，MTP関節の14ヵ所である
3. 手の関節炎	手関節，MCP関節またはPIP関節の，少なくとも1ヵ所の関節領域に腫脹があること
4. 対称性の関節炎	対称性に関節炎が同時に認められること（PIP，MCP，MTP関節では，完全に対称でなくてもよい）
5. リウマトイド結節	骨が突出した部分または関節周囲の伸側にみられる皮下結節を医師が確認すること
6. 血清リウマトイド因子	いずれの方法でもよいが，正常対象群が5%以下の陽性率を示す方法で異常値を示すこと
7.X線像の変化	手関節または指のX線前後像で関節リウマチに典型的な変化を示すこと．関節もしくはその周囲にエロジオンまたは限局性の骨萎縮が認められる

少なくとも4項目を満たす症例をRAとする．なお項目1から4までは少なくとも6週間以上持続していること

RAの早期診断基準（日本リウマチ学会）

1	3関節以上の圧痛または他動運動時痛
2	2関節以上の腫脹
3	朝のこわばり
4	リウマトイド結節
5	赤沈20 mm以上の高値またはCRP陽性
6	リウマトイド因子陽性

以上6項目中3項目を満たすもの

山本純己：日本リウマチ学会による早期慢性関節リウマチの診断基準．リウマチ 1994;34:1013-18 より引用

変形性膝関節症

Stage 分類,病変,進行程度の評価(Steinbrocker による)

Stage I	1	X線像に骨破壊はない
	2	X線所見に骨粗鬆症はあってもよい
Stage II	1	X線像に軽度の軟骨下骨の破壊を伴う
	2	関節運動は制限されてもよいが関節変形は伴わない
	3	関節周囲の筋萎縮がある
	4	結節,腱鞘炎のような関節外軟部組織の病変はあってもよい
Stage III	1	骨粗鬆症に加え,X線像で骨,骨の破壊がある
	2	亜脱臼,尺側偏位,あるいは過伸展のような関節変形がある
	3	強度の筋萎縮がある
	4	結節,腱鞘炎のような関節外軟部組織の病変はあってもよい
Stage IV	1	線維性あるいは骨性の強直がある
	2	IV-1以外は Stage IIIの基準を満たす

Class 分類 機能障害の程度を評価(アメリカリウマチ学会)

Class I	日常生活動作を完全にこなせる(日常の自身の回りの世話,職場での機能性,趣味,スポーツなどの活動性)
Class II	日常の自身の回りの世話,職場での機能性は果たせるが,趣味,スポーツなどの活動性は限定される
Class III	日常の自身の回りの世話は果たせるが,職場での機能性,趣味,スポーツなどの活動性は限定される
Class IV	日常の自身の回りの世話,職場での機能性,趣味,スポーツなどの活動性が限定される

*「日常の身の回りの世話」は衣類の着脱,食事,入浴,整容,排泄などの動作を含む.「趣味・スポーツなどの活動性」はレクリエーションやレジャーに関する活動,「職場での機能性」は職場・学校・家事に関する活動が患者の希望通りで,ならびに年齢・性別に相応していることを意味する

Ⅳ-6 主要疾患と離床時の留意点
脊髄損傷

1 解剖・生理

脊髄分節と脊柱管との位置関係

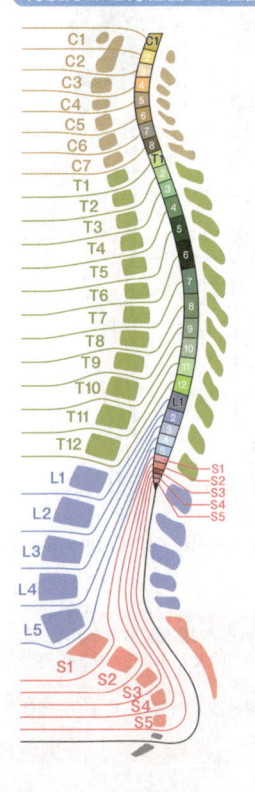

脊髄分節の構成

求心性線維（皮膚，骨格筋，関節，内臓からの情報）は後根から脊髄に入り脊髄後角に達し，遠心性線維（骨格筋，内臓への運動性の情報）は前根を通って各器官に向かいます．

> **ここが ポイント！**
>
> 脊髄は脊椎より短く，その長さは約40cmでL1～2のレベルで終わります．髄節と脊椎の位置が異なり，L2以下の脊椎の障害では直接脊髄への損傷はなく，馬尾神経障害となります．

脊髄損傷 079

皮節・Dermatome

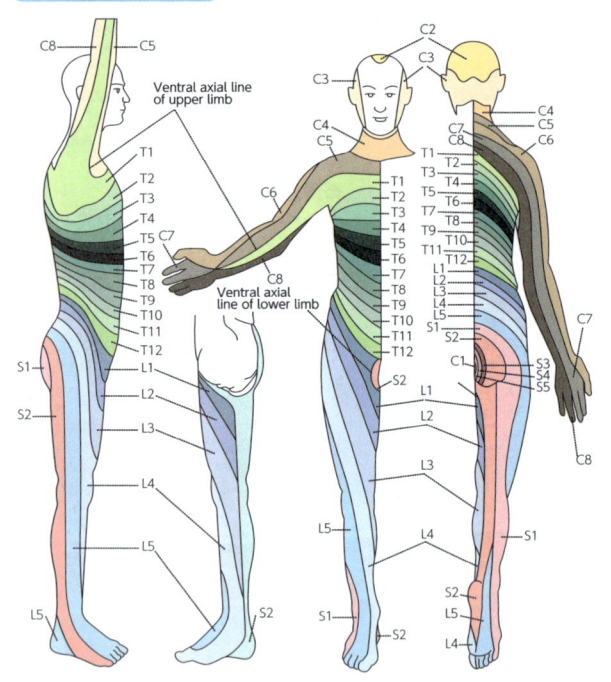

MaitlandGD:Vertebral manipulation(5th ed).Elsevier Butterworth - Heinemann,1986. より引用

ここがポイント！

心疾患では左内側部〜前胸部，腎疾患では腰部に痛みを訴えることがあるように，患者さんが痛みを訴えている部位が痛みの原因とは限りません．
皮膚節を覚えておくことで，中枢神経や末梢神経の障害部位，疼痛の原因などを診断する際の目安となります．

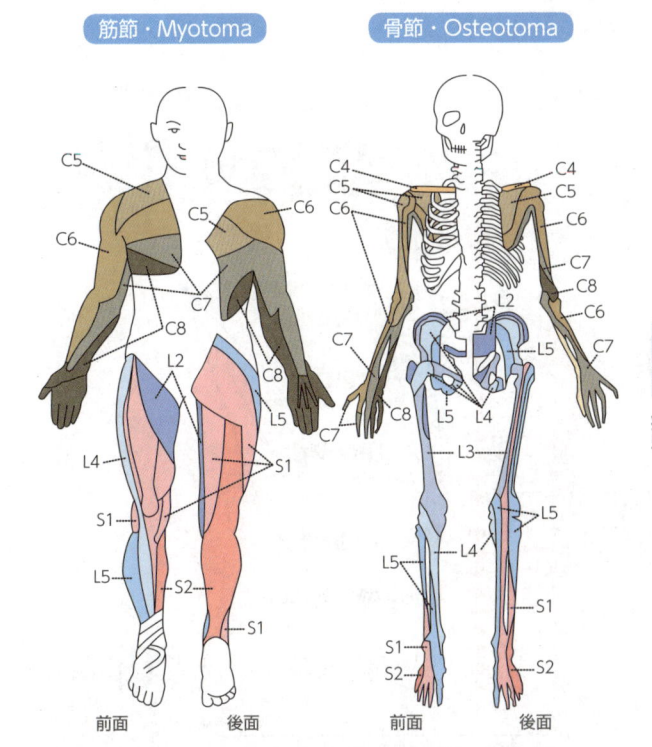

筋節・Myotoma　　骨節・Osteotoma

前面　　後面　　前面　　後面

MaitlandGD:Vertebral manipulation(5th ed).Elsevier Butterworth-Heinemann,1986.より引用

ここがポイント！

痛みの原因となっている部位と離れた場所に感じる痛みを関連痛（Referred pain）といい、筋などの関連組織の深部痛（筋節）と骨、関節、靭帯性の深部痛（骨節）を区別することができます。

脊髄損傷

自律神経系

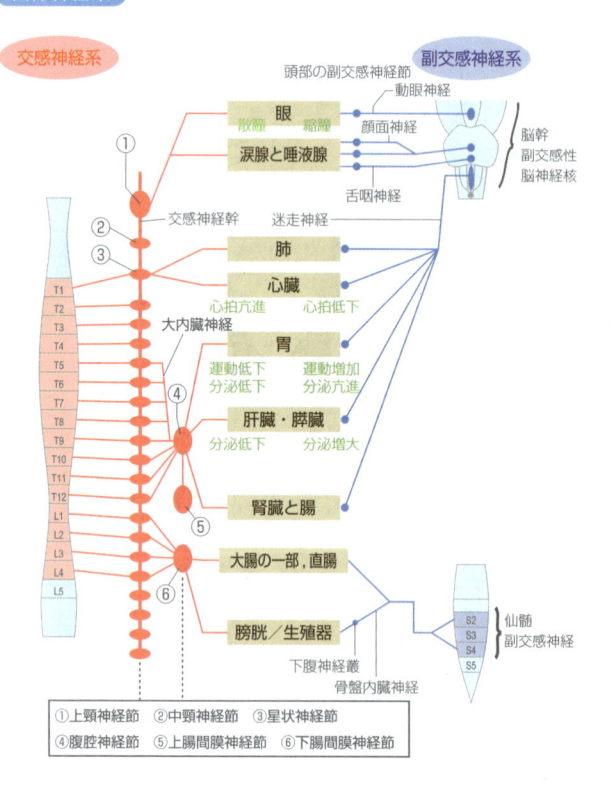

交感神経系 / **副交感神経系**

頭部の副交感神経節

- 眼 — 動眼神経
  - 散瞳 / 縮瞳
- 涙腺と唾液腺 — 顔面神経
- 舌咽神経

脳幹 副交感性 脳神経核

① 交感神経幹
迷走神経

② ③
- 肺
- 心臓
  - 心拍亢進 / 心拍低下

大内臓神経
- 胃
  - 運動低下 / 運動亢進
  - 分泌低下 / 分泌亢進

④
- 肝臓・膵臓
  - 分泌低下 / 分泌増大

⑤
- 腎臓と腸

⑥
- 大腸の一部, 直腸
- 膀胱／生殖器

下腹神経叢
骨盤内臓神経

S2 / S3 / S4 / S5 仙髄副交感神経

T1–T12, L1–L5

①上頸神経節 ②中頸神経節 ③星状神経節
④腹腔神経節 ⑤上腸間膜神経節 ⑥下腸間膜神経節

脊髄損傷

筋の作用と神経支配

●上肢

○ 主に働く筋　△ 補助的に働く筋

筋名	支配神経	肩甲骨					
		挙上	下制	外転	内転	上方回旋	下方回旋
僧帽筋上部	C2-4　副神経	○			△	○	
僧帽筋中部	C2-4　副神経				○		
僧帽筋下部	C2-4　副神経		○		△	○	
肩甲挙筋	C3-5　肩甲背神経	○					△
菱形筋	C4-5　肩甲背神経	○			○		○
鎖骨下筋	C5-6　鎖骨下筋神経		○				
前鋸筋	C5-7　長胸神経			○		○	
小胸筋	C6-T1　内側・外側胸筋神経		○	○			○

筋名	支配神経	肩関節								
		屈曲	伸展	外転	内転	外旋	内旋	水平内転	水平外転
棘上筋	C4-6　肩甲上神経			○					
棘下筋	C4-6　肩甲上神経					○			○
三角筋前部	C5-6　腋窩神経	○					△	○	
三角筋中部	C5-6　腋窩神経			○					○
三角筋後部	C5-6　腋窩神経		○			△			○
小円筋	C5-6　腋窩神経					○			○
大円筋	C5-7　肩甲下神経		○		○		○		△
広背筋	C6-8　胸背神経		○		○		△		△
肩甲下筋	C5-7　肩甲下神経				△		○	○	
烏口腕筋	C6-7　筋皮神経	△			△			○	
大胸筋	C5-T1　内側・外側胸筋神経	○			○		△	○	

亀田メディカルセンターリハビリテーション事業管理部：ポケット版PT臨床ハンドブック．三輪書店，P295-300,2007．より引用

脊髄損傷

○ 主に働く筋　△ 補助的に働く筋

筋名	支配神経	肩関節				肘関節・前腕			
		屈曲	伸展	外転	内転	屈曲	伸展	回内	回外
上腕二頭筋長頭	C5-6　筋皮神経			△		○			△
上腕二頭筋短頭	C5-6　筋皮神経	△			△	○			△
腕橈骨筋	C5-6　橈骨神経					○		△	△
上腕筋	C6-7　筋皮神経					○			
上腕三頭筋長頭	C6-T2　橈骨神経		△		△		○		
上腕三頭筋内側頭	C6-T1　橈骨神経						○		
上腕三頭筋外側頭	C6-T1　橈骨神経						○		
円回内筋	C6-7　正中神経					△		○	
回外筋	C5-7　橈骨神経								○
方形回内筋	C7-T1　正中神経							○	
肘筋	C7-T8　橈骨神経						△	△	

筋名	支配神経	手関節				肘関節・前腕			
		掌屈	背屈	橈屈	尺屈	屈曲	伸展	回内	回外
長橈側手根伸筋	C5-8　橈骨神経		○	○			△		
短橈側手根伸筋	C5-8　橈骨神経		○	○			△		
尺側手根伸筋	C6-8　橈骨神経	○			○		△		
橈側手根屈筋	C6-8　正中神経	○		△		△			
長掌筋	C6-T1　正中神経	○				△			
尺側手根屈筋	C7-T1　尺骨神経	○			○	△			
指伸筋	C6-8　橈骨神経		△						
示指伸筋	C6-8　橈骨神経		△						
小指伸筋	C6-8　橈骨神経		△						
長母指伸筋	C6-8　橈骨神経		△	△					
短母指伸筋	C6-8　橈骨神経			△					
長母指外転筋	C6-8　橈骨神経	△		△					
長母指屈筋	C6-T1　正中神経	△							
浅指屈筋	C7-T1　正中神経	△							
深指屈筋	C7-T1　正中神経・尺骨神経	△							

●手指

○ 主に働く筋　△ 補助的に働く筋

筋名	支配神経	MP関節 屈曲	MP関節 伸展	MP関節 外転	MP関節 内転	PIP関節 屈曲	PIP関節 伸展	DIP関節 屈曲	DIP関節 伸展	母指CM関節 橈側外転	母指CM関節 尺側内転	母指CM関節 掌側外転	母指CM関節 掌側内転	対立
浅指屈筋	C7-T1 正中神経	△				○								
深指伸筋	C7-T1 正中神経・尺骨神経	△				△		○						
指伸筋	C6-8 橈骨神経		○				○		○					
示指伸筋	C6-8 橈骨神経		○				○		○					
小指伸筋	C6-8 橈骨神経		○				○		○					
虫様筋(第1・2)	C6-T1 正中神経	○					○		○					
虫様筋(第3・4)	C6-T1 尺骨神経	○					○		○					
掌側骨間筋	C8-T1 尺骨神経	△*1			○*1		△*1		△*1					
背側骨間筋	C8-T1 尺骨神経	△*2		○*3			△*2		△*2					
小指外転筋	C7-T1 尺骨神経	△		○			△		△					
短小指屈筋	C7-T1 尺骨神経	○												
小指対立筋	C7-T1 尺骨神経	△												○*4
長母指屈筋	C6-T1 正中神経	○				○							△	
長母指伸筋	C6-8 橈骨神経		○				○			△			△	
短母指伸筋	C6-8 橈骨神経		○				△			△		△		
長母指外転筋	C6-8 橈骨神経									○		○		
短母指外転筋	C6-T1 正中神経											○		
短母指屈筋	C6-T1 正中神経	○									○		○	
母指対立筋	C6-T1 正中神経													○
母指内転筋	C8-T1 尺骨神経	△									○		○	

*1：第2・4・5指，*2：第2・3・4指，*3第2・4指（背側骨間筋は第3指に関しては，橈屈と尺屈の作用をする），*4：第5指

亀田メディカルセンターリハビリテーション事業管理部：ポケット版PT臨床ハンドブック．三輪書店，P295-300,2007．より引用

● 体幹　　　　　　　　　　　　　　　　　　　　　　○ 主に働く筋　△ 補助的に働く筋

筋名	支配神経	体幹					
		屈曲	伸展	側屈	同側回旋	反体側回旋
腹直筋	T6-12　肋間神経	○		△		
外腹斜筋	T5-L1　肋間神経	○		○		○
内腹斜筋	T7-L1　肋間神経・腸骨下腹神経	○		○	○	
腰方形筋	T12-L3　腰神経叢の枝			○		
脊柱起立筋	C2-T6　頸・胸神経		○			

筋名	支配神経	頸部					
		屈曲	伸展	側屈	同側回旋	反体側回旋
椎前筋群	C1-8　頸神経　C1 後頭下神経	○				
舌骨筋群	C1-4　舌骨下神経系蹄・顔面神経・下顎神経	△				
斜角筋群	C1-8　頸神経	△		○		
胸鎖乳突筋	副神経，C1-3　頸神経	○	△	○		○
肩甲挙筋	C3-5　肩甲背神経			△		
板状筋群	C1-8　頸神経		○	○	○	
後頭下筋群	C1-2　頸神経		○	○	○	
脊柱起立筋群	C2-6　頸・胸神経		○	○	○	
短背筋群	頸・胸神経		○	○		○

亀田メディカルセンターリハビリテーション事業管理部：ポケット版 PT 臨床ハンドブック．三輪書店，P295-300,2007.より引用

損傷高位と動作筋を把握して予後予測に役立てるのね！

予後予測 ⇒ P094

● 下肢

○ 主に働く筋　△ 補助的に働く筋

筋名	支配神経	股関節						膝関節			
		屈曲	伸展	外転	内転	外旋	内旋	屈曲	伸展	内旋	外旋
大腰筋	L1-4　大腿神経	○									
腸骨筋	L1-4　大腿神経	○									
恥骨筋	L2-4　閉鎖神経・大腿神経	○			○	△					
長内転筋	L2-4　閉鎖神経	△			○	△					
短内転筋	L2-4　閉鎖神経	△			○	△					
薄筋	L2-4　閉鎖神経	△			○		△	△		△	
大内転筋	L2-S1　閉鎖神経	△	△		○	△	△				
梨状筋	L3-S3　閉鎖神経					○					
内閉鎖筋	L3-S3　閉鎖神経					○					
上双子筋	L3-S3　閉鎖神経					○					
下双子筋	L3-S3　閉鎖神経					○					
大腿方形筋	L3-S3　閉鎖神経					○					
大腿筋膜張筋	L4-S1　上殿神経	○		○							
中殿筋	L4-S1　上殿神経	△	△	○		△	△				
小殿筋	L4-S1　上殿神経	△	△	△		△	○				
大殿筋	L2-S2　下殿神経		○	△	△	○					
大腿直筋	L2-4　大腿神経	○							○		
中間広筋	L2-4　大腿神経								○		
外側広筋	L2-4　大腿神経								○		
内側広筋	L2-4　大腿神経								○		
縫工筋	L2-4　大腿神経	△		△		△		○		△	
半腱様筋	L4-S2　脛骨神経		○				△	○		○	
半膜様筋	L4-S2　脛骨神経		○				△	○		○	
大腿二頭筋長頭	L5-S3　脛骨神経		○			△		○			
大腿二頭筋短頭	L5-S3　腓骨神経		○			△		○			△
腓腹筋	L5-S2　脛骨神経							△			

●足部

○ 主に働く筋　△ 補助的に働く筋

筋名	支配神経	足関節		足部				膝関節	
		背屈	底屈	背屈	底屈	内がえし	外がえし	屈曲	伸展
前脛骨筋	L4-S1 深腓骨神経	○		○		△			
長母趾伸筋	L4-S1 深腓骨神経	△		○		△			○*2
長趾伸筋	L4-S1 深腓骨神経	○		○			△		○*1
第3腓骨筋	L4-S1 深腓骨神経	○		○			△		
長腓骨筋	L4-S1 浅腓骨神経		○		○		○		
短腓骨筋	L4-S1 浅腓骨神経		△		△		○		
腓腹筋	L5-S2 脛骨神経		○						
ヒラメ筋	L5-S2 脛骨神経		○						
足底筋	L4-S2 脛骨神経		○						
後脛骨筋	L4-S1 脛骨神経		△		○	○			
長趾屈筋	L5-S2 脛骨神経		△		○	○		○*1	
長母趾屈筋	L5-S2 脛骨神経		△		○	△		○*2	

*1：第2～5趾，*2：第1趾

亀田メディカルセンターリハビリテーション事業管理部：ポケット版 PT 臨床ハンドブック．三輪書店，P295-300,2007．より引用

損傷高位と残存筋を把握して装具処方に役立てるのね！

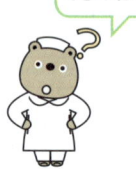

装具処方 ⇨ P110

1 脊髄損傷の分類

ASIA 機能尺度障害（Impairment scale 1992）

A（Complete）	S4-5 仙髄節の運動・感覚機能の欠如
B（Incomplete）	神経学的レベルより下位の運動機能の欠如．感覚は神経学的レベルから S4-5 仙髄節にかけ残存
C（Incomplete）	運動機能は神経学的レベルより下位でわずかに残存．標的筋群の大多数は MMT で 3 未満
D（Incomplete）	運動機能は神経学的レベルより下位で機能残存．標的筋群の大多数は MMT で 3 かそれ以上
E（Normal）	運動・感覚機能障害は完全に回復．反射の異常はあっても可
臨床症候群	脊髄中心症候群・Brown-Sequard 症候群・前脊髄症候群・脊髄円錐症候群・馬尾症候群

Frankel 尺度（Frankel scale）・機能回復の経時的把握

A（Complete）	損傷レベルより下位の運動・知覚の完全麻痺
B（Sensory only）	損傷レベルより下位の運動の完全麻痺，知覚はいくらか残存
C（Motor useless）	損傷レベルより下位の運動機能はわずかに残存しているが，実用性はない
D（Motor useful）	損傷レベルより下位の実用的な運動機能が残存している
E（Recovery）	運動・知覚麻痺，膀胱直腸障害などの神経学的所見は認めないもの．深部腱反射は亢進していてよい

脊髄損傷

Zancolli の四肢麻痺上肢機能分類（完全損傷）

グループ	機能髄節レベル	残存運動機能	サブグループ	分類
1. 肘屈曲可能群	C5-6	上腕二頭筋 上腕筋	A. 腕橈骨筋機能なし	C5A
			B. 腕橈骨筋機能あり	C5B
2. 手関節伸展可能群	C6-7	長・短橈側手根伸筋	A. 手関節背屈力弱い	C6A
			B. 手関節背屈強い	
			Ⅰ. 円回内筋 　橈側手根屈筋 ｝機能なし 　上腕三頭筋	C6BⅠ
			Ⅱ. 円回内筋機能あり	C6BⅡ
			Ⅲ. 円回内筋 　橈側手根屈筋 ｝機能あり 　上腕三頭筋	C6BⅢ
3. 手指伸展可能群	C7-8	総指伸筋 小指伸筋 尺側手根伸筋	A. 尺側指完全伸展可能	C7A
			B. 全指完全伸展可能だが母指の伸展弱い	C7B
4. 手指屈曲可能	C8-Th1	固有示指伸筋 長母指伸筋 深指屈筋 尺側手根屈筋	A. 尺側指完全屈曲可能	C8A
			B. 全指完全屈曲可能	
			Ⅰ. 浅指屈筋機能なし	C8BⅠ
			Ⅱ. 浅指屈筋機能あり	C8BⅡ

2　病態

- 脊椎の損傷や脊柱管の内で脊髄に外力が加わると損傷部位の出血，毛細血管の透過性の亢進，浮腫などが起こり，損傷部位以下の麻痺を起こします．

3 症状

完全型

すべての感覚・運動機能が消失します．脊髄ショックの離脱時期である48時間後も消失している場合は完全化の可能性が高くなります．また，陰茎持続勃起を継続的に認められる場合にも完全麻痺が疑われます．

不完全型

何らかの感覚，運動機能が温存されます．肛門周囲の神経学的所見が鑑別に有効です．

脊髄ショック（spinal shock）

典型例では損傷レベル以下のすべての機能が消失します．
受傷後数時間から48時間（ときに数週間）持続します．
交感神経支配が断たれます．

血圧低下，徐脈，持続勃起，肛門括約筋トーヌス低下，体温上昇など．

ここがポイント!

損傷部位が部分的な場合，脊髄前部・後部・中心性障害，ブラウン・セカール症候群などに分類されます．前部障害では運動麻痺と温・痛覚障害，中心性障害では下肢より上肢に運動麻痺が強く認めるなど，損傷部位により特徴を認めます．

● 脊髄の横断面
（右：上行神経路，左：下行神経路）

下行路 / 上行路

- 薄束…識別触覚（下半身）
- 楔状束…識別触覚（上半身）
- 後脊髄小脳路…深部覚（上半身）
- 外側脊髄視床路…温痛覚
- 前脊髄小脳路…深部覚（下半身）
- 脊髄オリーブ路
- 脊髄視蓋路
- 前脊髄視床路
- 脊髄網様体路…触圧覚
- 固有束

- 錐体路運動…外側皮質脊髄路
- 姿勢制御…赤核脊髄路
- 延髄網様体脊髄路
- 平衡機能調節…前庭脊髄路
- 橋網様体脊髄路
- 姿勢制御…視蓋脊髄路
- 錐体路運動…前皮質脊髄路

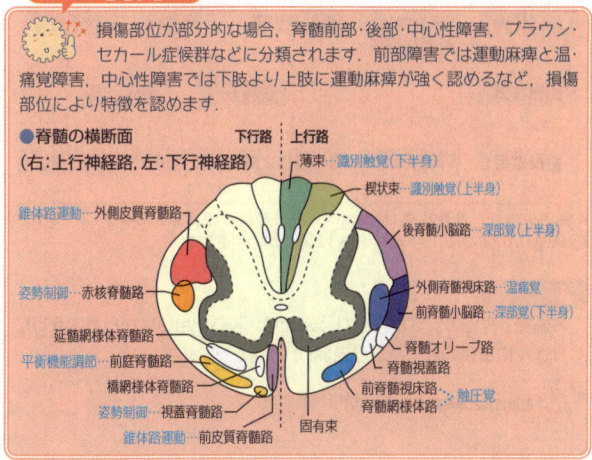

脊髄損傷 | 091

4 治療

急性期(受傷から1カ月前後)の治療方針

- 救命処置と全身管理
- メチルプレドニゾロン大量療法
- 脊椎の整復固定による脊髄除圧と脊髄保護
- 合併症予防と早期リハビリテーション

頸髄損傷に対する治療方針

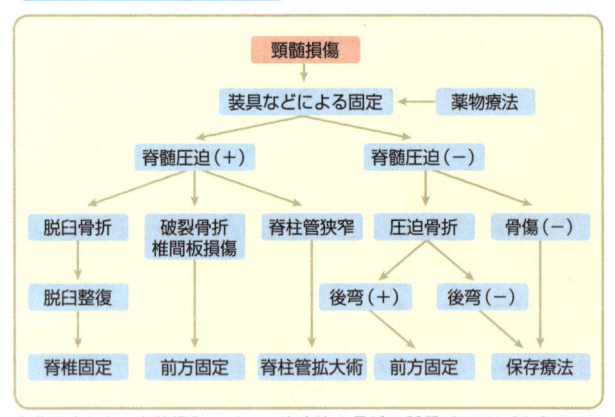

```
                        頸髄損傷
                           │
                    装具などによる固定 ← 薬物療法
                           │
              ┌────────────┴────────────┐
          脊髄圧迫(+)                脊髄圧迫(−)
              │                          │
      ┌───────┼───────┐         ┌────────┼────────┐
   脱臼骨折 破裂骨折  脊柱管狭窄  圧迫骨折        骨傷(−)
           椎間板損傷                │
      │                          ┌───┴───┐
   脱臼整復                    後弯(+)  後弯(−)
      │        │        │        │        │        │
   脊椎固定  前方固定  脊柱管拡大術  前方固定        保存療法
```

斉藤正史ほか:脊髄損傷 Update 治療法の最近の話題 JOUNAL OF CLINICAL REHABILITATION Vol.13 No.3, P13, 2004. より引用改変

装具療法

- 術後、脊椎の安定が得られるまでは、装具を用いながら離床を行い、徐々に積極的なリハビリと ADL 改善を行います。

関連事項 ポケットマニュアルシリーズ **整形外科と早期離床** ▶ 頸椎装具 ⇒ P112

5 急性期(受傷から1カ月前後)のケアポイント

呼吸管理	特にC4以下の損傷では横隔膜障害をきたすので,気道確保・人工呼吸が必要 肺炎,無気肺などの呼吸器合併症の予防
循環管理	交感神経障害による末梢血管拡張のため,血圧低下,徐脈を認める 起立性低血圧に対するケア,訓練 血栓性静脈炎,深部静脈血栓症の予防
頸椎・頸髄保護	受傷直後の頸椎保護が予後に大きく影響するため,厳重に管理する ・保存的治療:安静臥床,装具による固定,頭蓋直達牽引(頸髄損傷)など ・観血的治療:脊椎固定術
消化器管理	麻痺性イレウスの予防
尿路管理	尿閉に対する尿路カテーテル留置 損傷の程度により,間欠導尿の実施
褥瘡予防	エアマットなどの使用,定期的体位変換による同一部位の圧迫防止 急性期の体位変換は医師と一緒に行い,頭部と体幹が捻じれないように行う
早期リハビリテーション	関節拘縮予防,安静時の良肢位の保持 残存筋力の維持・強化 脊椎の固定保持との両立がポイント

6 離床時のチェックポイント

チェックポイント

- □ バイタルサイン(交感神経障害)の変動はあるか
- □ 損傷脊椎の安定性(術式,装具)は確保されているか
- □ 自律神経(自律神経反射,体温調節,発汗障害,起立性低血圧など)失調はないか
- □ 呼吸機能(聴診,SpO₂などの血液ガスデータ,呼吸の深さ,パターン,呼吸数,呼吸補助筋の動き,咳嗽反射の強さ)
- □ 麻痺の程度(運動麻痺,感覚麻痺)を把握しているか
- □ 痛み・しびれの程度はどうか
- □ 褥瘡ができていないか
- □ 関節拘縮はあるか,また程度はどれくらいか

脊髄損傷

7 予後予測

● 頸椎損傷の機能予後

レベル	除圧動作	車椅子移乗	車椅子駆動	歩行	補助具	自動車運転	コミュニケーション	食事	整容	更衣	入浴	ベッド上動作
C3-4	要介助	全介助	チンコントロールなどの特殊車椅子	不能	電動上肢装具	不能	特殊電話などで自立	要介助	全介助	全介助	全介助	全介助
C5	要介助	要介助	電動車椅子	不能	電動上肢装具	不能	特殊電話などで自立	要セットアップ、自助具	自立（自助具）	要介助	全介助	要介助
C6	自立	トランスファーボードで可能	室内自立（ハンドリム要工夫）	不能	把持装具（手駆動式）	改造にて自立	書字可能	自立（自助具）	自立（自助具）	要介助（下衣）	要介助	自立（自助具）
C7	自立	自立（床からの移乗は除く）	屋内外で自立	不能	なし	改造にて自立	自立	自立	自立（自助具）	自立（自助具）	自立（自助具）	自立

● 胸腰椎損傷の機能予後

レベル	除圧動作	車椅子移乗	車椅子駆動	歩行	補助具	自動車運転	コミュニケーション	食事	整容	更衣	入浴	ベッド上動作
C8-T1	自立	自立	自立	訓練のみ（小振り歩行）	LLB、松葉杖	自立	自立	自立	自立	自立	自立	自立
T2-T10	自立	自立	自立	訓練のみ（小振り歩行または大振り歩行）	LLB、松葉杖または歩行器	自立	自立	自立	自立	自立	自立	自立
T11-L2	自立	自立	自立	室内で実用レベル	LLB、松葉杖	自立	自立	自立	自立	自立	自立	自立
L3-S3	自立	自立	自立	屋内外で実用レベル、階段昇降	SLB、松葉杖またはロフストランド	自立	自立	自立	自立	自立	自立	自立

脊髄損傷

Ⅳ-7 主要疾患と離床時の留意点
ACL・半月板損傷

1 解剖・生理

右膝関節の十字靱帯

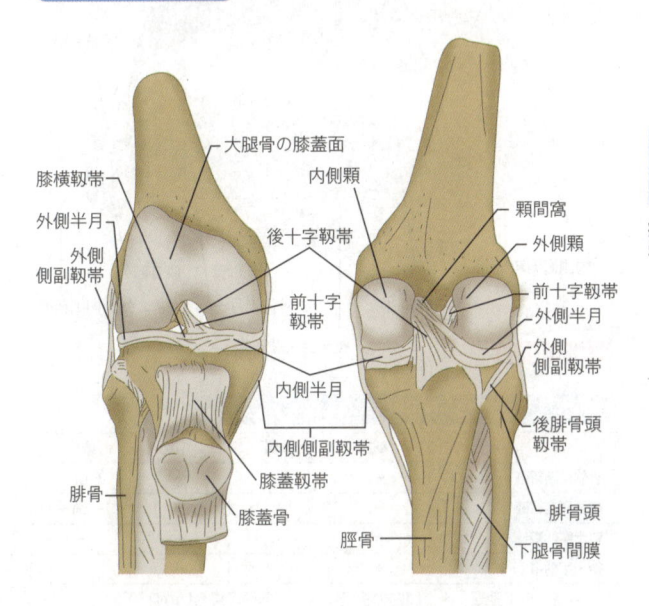

- 大腿骨の膝蓋面
- 内側顆
- 膝横靱帯
- 外側半月
- 外側側副靱帯
- 後十字靱帯
- 前十字靱帯
- 内側半月
- 内側側副靱帯
- 膝蓋靱帯
- 腓骨
- 膝蓋骨
- 顆間窩
- 外側顆
- 前十字靱帯
- 外側半月
- 外側側副靱帯
- 後腓骨頭靱帯
- 腓骨頭
- 下腿骨間膜
- 脛骨

ACL・半月板損傷 095

半月板

▲ 前面（腹側）

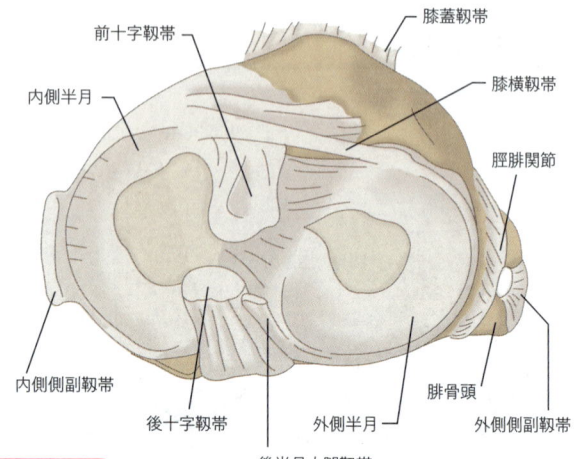

- 前十字靱帯
- 膝蓋靱帯
- 内側半月
- 膝横靱帯
- 脛腓関節
- 内側側副靱帯
- 後十字靱帯
- 外側半月
- 腓骨頭
- 外側側副靱帯
- 後半月大腿靱帯

▼ 後面（背側）

膝関節の動きと靱帯の緊張（Lanzら 1959）

	屈曲	伸展	外旋	内旋
外側側副靱帯	−	＋	＋	＋ or −
内側側副靱帯	−	＋	＋	＋ or −
前十字靱帯	＊	＋	−	＋
後十字靱帯	＊	−	−	＋

＋：緊張　−：弛緩　＊：屈曲の程度によって緊張の度合いが変わる

ここがポイント！

半月には細いC字状の内側半月，O字状の外側半月があり，関節適合性，緩衝作用，関節内圧の均等化，滑液を分散させる働きがある．

ACL・半月板損傷

2 病態・症状

症状
- 受傷後急性期：膝関節の疼痛や腫脹，熱感，可動域制限
- 慢性期：膝折れなどの膝関節の不安定感

3 治療

- 保存的治療：機能的装具，筋力増強訓練
- 手術療法：再建術

■ ACL再建術（Rosenbergのエンドボタン法）

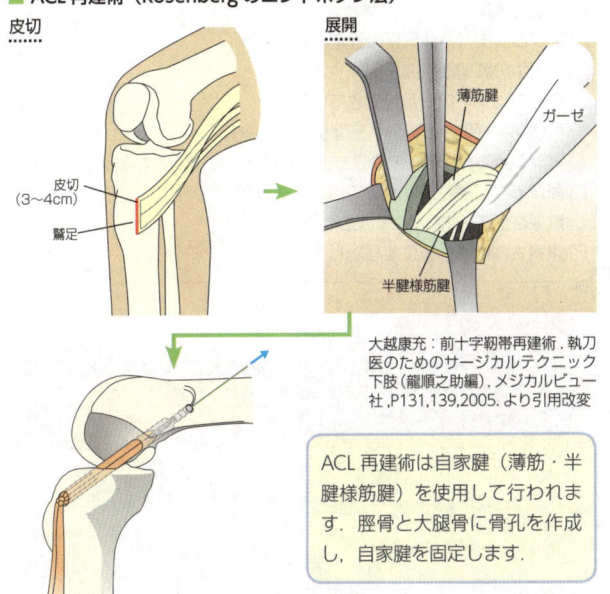

皮切

皮切（3～4cm）
鵞足

展開

薄筋腱
ガーゼ
半腱様筋腱

大越康充：前十字靭帯再建術．執刀医のためのサージカルテクニック 下肢（籠順之助編）．メジカルビュー社，P131,139,2005．より引用改変

ACL再建術は自家腱（薄筋・半腱様筋腱）を使用して行われます．脛骨と大腿骨に骨孔を作成し，自家腱を固定します．

ACL・半月板損傷

5 術後のケアポイント

- □感染症の有無
- □良肢位の保持(過伸展は禁忌)
- □腓骨神経麻痺の有無

6 離床時のチェックポイント

チェックポイント

- □ 術式の確認
  アプローチ（再建靭帯の固定性）
  手術中の膝関節屈曲角度
- □ 疼痛のコントロールができているか
  再建靭帯採取部の痛み・筋緊張の評価を行う
- □ ROM テスト（端座位や立ち上がりに十分な ROM があるか）
- □ 離床および運動時は装具着用しているか
  無理な他動的 ROM-ex は避ける
- □ 患者さんは禁忌肢位を理解しているか

ここがポイント！

薄筋と半腱様筋を採取して前十字靭帯の代わりに使用するため，切除部の膝関節内側部の痛みが長期間継続します．リハビリでは疼痛コントロールに注意しましょう．

IV-8 | 主要疾患と離床時の留意点
腰椎椎間板ヘルニア

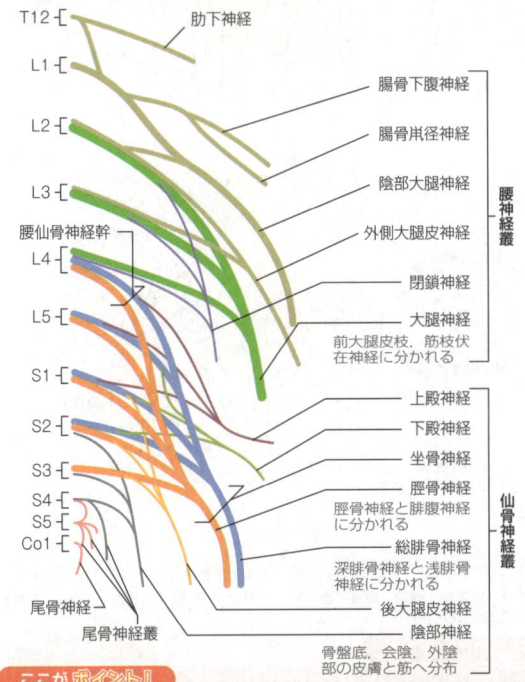

1 解剖・生理

- T12 — 肋下神経
- L1
- L2 — 腸骨下腹神経
- L2 — 腸骨鼡径神経
- L3 — 陰部大腿神経
- 腰仙骨神経幹 — 外側大腿皮神経
- L4 — 閉鎖神経
- L5 — 大腿神経
  - 前大腿皮枝，筋枝伏在神経に分かれる
- S1 — 上殿神経
- S2 — 下殿神経
- S3 — 坐骨神経
- S4 — 脛骨神経
- S5 — 脛骨神経と腓腹神経に分かれる
- Co1 — 総腓骨神経
  - 深腓骨神経と浅腓骨神経に分かれる
- 尾骨神経 — 後大腿皮神経
- 尾骨神経叢 — 陰部神経
  - 骨盤底，会陰，外陰部の皮膚と筋へ分布

腰神経叢 / 仙骨神経叢

ここがポイント!

> ヘルニアの好発部位は，L4-5，L5-S，L3-4 であり，臨床上，坐骨神経領域の疼痛やしびれ，足関節背屈困難（下垂足）の症状を持つ患者さんを多く認めます．

腰椎椎間板ヘルニア　099

ヘルニア高位と神経根の位置関係

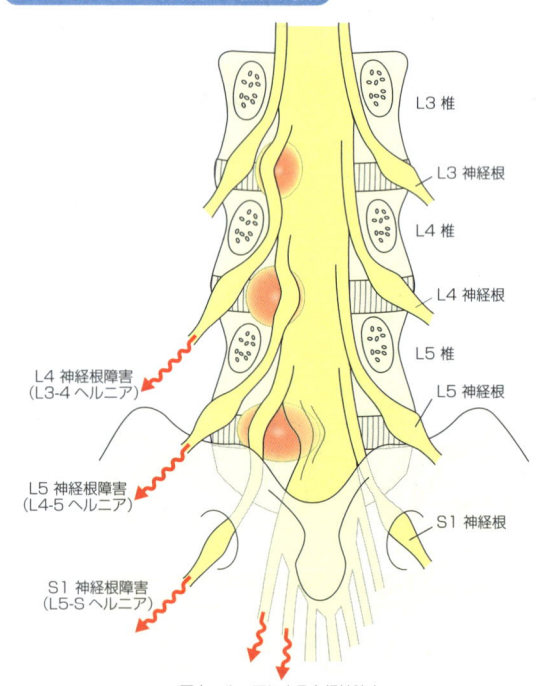

- L3 椎
- L3 神経根
- L4 椎
- L4 神経根
- L5 椎
- L5 神経根
- S1 神経根

L4 神経根障害
(L3-4 ヘルニア)

L5 神経根障害
(L4-5 ヘルニア)

S1 神経根障害
(L5-S ヘルニア)

正中ヘルニアによる多根性障害

菊地臣一　辻陽雄：胸椎，腰椎．標準整形外科学第10版（国分正一他編）．医学書院，P476，2008より引用

ここがポイント！

L4-5 椎間板ヘルニアを認めた場合，通常は L5 の神経根が圧迫されます．これは L4-5 の椎間板のやや頭側の高位で硬膜管から分岐した L5 神経根が，同椎間板を横切って外側に向かい尾側に下行するところをヘルニア腫瘤が圧迫するためです．

腰椎椎間板ヘルニア

姿勢の変化と椎間板内圧

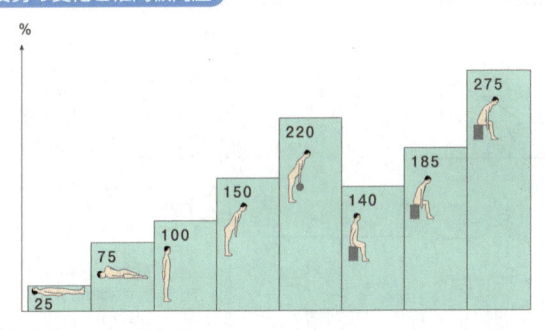

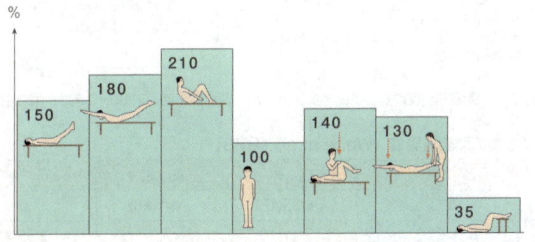

%
25 / 75 / 100 / 150 / 220 / 140 / 185 / 275

%
150 / 180 / 210 / 100 / 140 / 130 / 35

- 図は立位における椎間板内圧を100%とした時，他の姿勢でかかる圧を%でしめす．

Nachemson A：The Lumbar spine, An orthpedic challenge, spine 1 :P50-71,1976. より引用

ここがポイント！

姿勢により椎間板の内圧が変化します．腰部ヘルニアの既往のある患者さんでは，離床時に内圧が高くならない姿勢を取るように注意しましょう．また介助者も離床をさせる際，腰部に負担となる姿勢は避けましょう．

腰椎椎間板ヘルニア

椎間関節の関節面の方向と可動 (White et al, 1978)

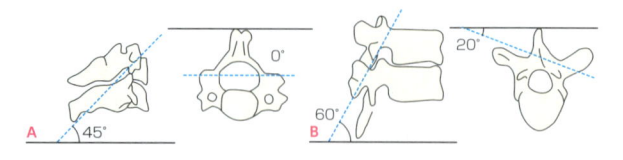

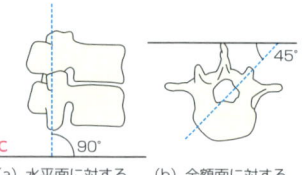

(a) 水平面に対する関節面の方向
(b) 全額面に対する関節面の方向

A: 下部頸椎. 関節面は水平面に対して45°傾き, 前額面に対して平行である.
B: 胸椎. 関節面は水平面に対して60°傾き, 前額面に対して20°傾く.
C: 腰椎. 関節面は水平面に対して90°傾き, 前額面に対して45°傾く.

中村隆一, 斎藤宏, 長崎宏: 基礎運動学第6版. 医歯薬出版, P280, 2003. より引用

●脊椎間の関節可動域 (White et al, 1978)

部 位	屈 伸	側 屈	回 旋
C0-C1	4-33(13)	4-14(8)	0
C1-C2	2-21(10)	0	22-58(47)
C4-C5	8-39(12)	0-16(11)	10-26(12)
C6-C7	1-29(16)	0-17(7)	6-15(9)
T1-T2	3-5(4)	6(6)	14(9)
T7-T8	3-8(6)	3-8(6)	4-11(8)
L1-L2	9-16(12)	3-8(6)	<3(2)
L4-L5	14-21(17)	5-7(6)	<3(2)
L5-S1	18-22(20)	2-3(3)	<3(5)

( ) 内は代表数値

中村隆一, 斎藤宏, 長崎宏: 基礎運動学第6版. 医歯薬出版, P264, 2003. より一部抜粋

腰椎椎間板ヘルニア

2 症状

- 腰痛,片側下肢痛,髄節領域に一致した感覚障害(しびれ,鈍麻)や運動障害,排尿障害,疼痛性跛行など

3 治療

- **保存療法**:安静,薬物,ブロック療法,コルセット(→ P113),リハビリテーション,ADL 指導など
- **手術療法**:経皮的髄核摘出術,後方椎間板切除術,脊椎固定術,前方椎間板切除術など

■ 髄核摘出術(Love 法)

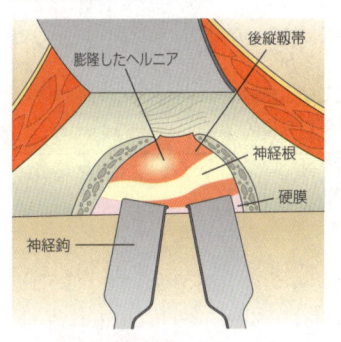

手術方法:
5-10cm の正中縦切開し,傍脊柱筋の切離,黄色靭帯の切離摘出を行うと硬膜がみえる.ヘルニアを確認し,髄核パンチで少しずつ引きずり出し摘出します.

徳橋泰明:執刀医のためのサージカルテクニック脊椎,メジカルビュー社,P13,2004.より引用改変

ここがポイント!

通常のヘルニア摘出術と顕微鏡下ヘルニア摘出術では治療成績(予後)に違いはないとされています.

腰椎椎間板ヘルニア

5 術後のケアポイント

- □感覚障害・運動障害
  (術前からの変化, 術後新たに発生した障害の有無)
- □良肢位の保持
- □DVT 予防

6 離床時のチェックポイント

チェックポイント

- □ 術式の確認を行ったか
- □ 感覚障害やしびれなどの異常感覚はないか
- □ 疼痛のコントロールはできているか
- □ コルセットは正しく装着できているか
- □ 移乗に必要な下肢筋力の評価は行ったか

術式や装具・運動機能を把握するのね！

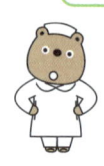

V-1 治療
ギプス療法

目的
①疼痛の軽減
②患肢の固定,安静
③脱臼・骨折の整復位保持
④変形の予防,変形の矯正固定
⑤患部固定による早期運動療法の開始

	ギプス	ギプスシーネ
取り外し	不可(改めて作成が必要)	可能
固定・保護力	強い	弱い
患部,皮膚の観察	不可 ・皮膚の圧迫,神経・循環障害の可能性や,皮膚トラブル,掻痒感を生じる可能性がある	可能

観察ポイント	ギプス療法中のケアのポイント
循環障害 □疼痛の有無 □末梢の皮膚 □爪色の色調変化 □冷感の有無 □浮腫の有無	・圧迫が予測される部分にスポンジなどを当てて除圧を図る ・固定後に循環障害や神経障害などの症状を認めた場合は以下の対策を行う ①部分的にギプスに窓を開けて除圧や観察を行う(有窓ギプス) ②ギプスに割れ目を入れる(割入りギプス) ③縦に2つに切半し,鋳型のように当てて弾性包帯で巻いて固定を行う(半切りギプス)
神経障害 □しびれ感,知覚異常の有無 □末梢部位の運動障害の有無	
皮膚トラブル □掻痒感の有無 □発熱の有無 □悪臭,ジメジメ感(滲出液)の有無	・シーネの場合は清拭により皮膚の清潔を保つ ・薬物療法(ヒスタミン剤など)
筋肉・骨格の障害 □近接関節の拘縮の有無 □筋力低下(廃用性筋萎縮)の有無	・固定部の積極的な等尺性収縮 ・固定部位以外の関節の積極的な自動運動

V-2 治療
牽引療法

目的
①骨折・脱臼の整復
②脊椎および関節疾患の免荷と安静
③変形と拘縮の矯正と予防
④疼痛の軽減
⑤待機手術までの保存的処置

牽引中チェックポイント

- [ ] 骨の長軸方向に牽引されているか
  (骨折部の転位や脱臼により異なる場合もあるので,牽引方向は医師の指示に従う)
- [ ] 良肢位が保持されているか
- [ ] 指示された重さで牽引できているか.重錘が床やベッドに接触していないか
- [ ] 牽引ロープが滑車から外れていないか
- [ ] 循環障害は出現していないか(皮膚・爪の色,冷感等)
- [ ] 神経障害は出現していないか(しびれ感,知覚鈍麻,運動障害等)
  腓骨神経麻痺→ P065 へ
- [ ] 褥瘡・皮膚障害はないか
- [ ] 感染徴候はないか(CRP・WBC・発熱・局所の炎症等)
- [ ] 深部静脈血栓(DVT)の予防は行えているか→ P005,006 へ
- [ ] 生活リズムは保たれているか(昼夜逆転の有無)
- [ ] 疼痛は軽減しているか

● キルシュナー鋼線牽引の場合(大腿骨骨折)

- 大腿骨転子部,馬蹄型緊張弓,牽引ロープ,滑車の位置がまっすぐになるようにします.
- 外旋・内旋中間位に保ち腓骨小頭部が圧迫されないよう,また踵部は褥瘡予防のため浮かせます.

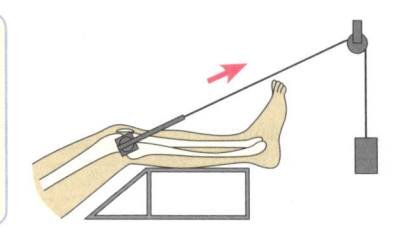

牽引の種類と適応, 注意点

	種類	適応	方法	注意点・観察ポイント
直達牽引	頭蓋直達牽引	・頸椎・頸髄損傷	・頭蓋骨に直接ピンを刺入し, 牽引を行う	・ピンやねじの緩みがないか ・頸椎の回旋・側屈の予防 ・後頭部の褥創予防 ・ピン刺入部の観察と感染予防 ・循環障害, 運動障害の有無 ・咀嚼時痛の有無
直達牽引	キルシュナー鋼線牽引	・大腿骨骨折 ・股関節脱臼 ・下腿骨骨折 ・踵骨骨折 ・上腕・前腕骨骨折	・骨に鋼線を貫通させ, 馬蹄形の牽引具で牽引する	・ピン刺入部の観察と感染予防 ・ピンのずれや緩みがないか ・疼痛の有無 ・循環障害, 運動障害の有無 ・牽引の方向, 肢位の状態 ・下肢の場合は, 腓骨神経麻痺の有無
介達牽引	グリソン牽引	・頸椎症 ・頸椎捻挫	・グリソン係蹄を後頭部と下顎部にかけて, 頭頂部に向かって牽引する方法 ・間欠的に使用する方法	・グリソン係蹄の圧迫による皮膚トラブルの有無 ・循環障害, 運動障害の有無 ・歯痛
介達牽引	スピードトラック牽引	・大腿骨骨折 ・小児の大腿骨骨折	・フォームラバーを皮膚に当てて弾性包帯で巻いて, 摩擦力によって牽引	・牽引の状態 ・フォームラバーのゆるみやずれの有無 ・皮膚トラブルの有無

離床時 (Head up) の留意点

①医師の許可の下に行います.
②牽引方向を確認し, 体位の調整を行います.
③身体のずれによる仙骨部の褥瘡に注意し, 予防を行いましょう.

ここがポイント!

体位変換を行う場合は2〜3名の介助者で行います.
1人は牽引器の固定, もしくは徒手牽引を行い, 残りの1〜2名で体位変換の介助を行います.

牽引療法

V-3 治療
創外固定

適応
①開放骨折で，感染の併発の危険性があるような骨折の場合
②粉砕骨折（粉々な骨折）で，手術で骨折をつなげられない場合
③関節部の骨折で，骨の固定がしにくい場合

利　点	欠　点
①骨折部の確実な固定が可能 ②固定中でも患肢を動かすことが可能 ③安静臥床を強いられることが少なく，早期離床が可能	①ピンを介した感染（骨髄炎）のリスク ②連結固定具が体外にあるため，固定具をぶつけたり，他の部位を傷つけてしまう可能性

ここがポイント！

患肢が下になる側臥位の場合は患肢に健肢が乗らないよう枕などを用いましょう．固定器で健肢が傷つかないよう，固定器がベッド柵などに引っかからないよう，患者さんに指導します．

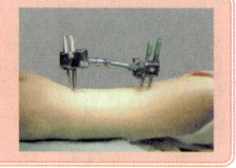

刺入部周辺の皮膚が修復するまでは観察が必要なのね！

V-4 治療
装具療法

1 上肢装具

カックアップ / トーマス / オッペンハイマー

手関節の障害（伸展不可能）

- 静的装具
- 動的装具 母指の伸展補助
- 動的装具 母指外転補助

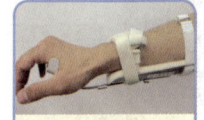

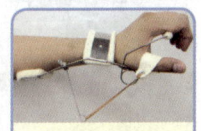

カックアップ

適応：腕神経叢麻痺・橈骨神経麻痺により下垂手（P064）を呈する患者さん、Colles骨折に伴う手指伸筋腱癒着など

装着方法
①楕円形手掌パッドが第2中手骨中央部にくるように設定する

チェックポイント
□骨突起部が装具により圧迫されていないか
□手関節は底屈位ではないか

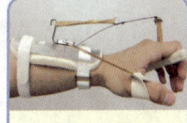

トーマス

適応：手関節伸筋および手指伸筋の麻痺など

装着方法
①手関節はおおむね中間位とする
②調整が難しい場合は虫様筋バーを併設する

チェックポイント
□ゴムの弾性が強すぎてMP過伸展になっていないか
□ワイヤーが衣服などに引っかからないか

オッペンハイマー

適応：手関節伸筋および手指伸筋の麻痺・長母指外転筋麻痺など

装着方法
①前腕カフと連結されたMPバーにより手関節を背屈位に保持する
②長母指外転筋麻痺にはループから母指外転装置を延長し装着する

チェックポイント
□装具の位置にズレは生じていないか
□橈骨・尺骨茎状突起への圧迫はないか
□ワイヤーは衣服などに引っかからないか

写真協力　敬心学園　日本リハビリテーション専門学校

2 下肢装具と障害レベルによる装具処方例

障害レベルによる装具処方例

機能残存レベル	適応装具
L3－4	短下肢装具＋T字杖
L2	長下肢装具＋松葉杖
L1より高位	体幹装具つき長下肢装具（股関節ロック）＋松葉杖
同上	2足歩行装具システム＋松葉杖または歩行器

短下肢装具

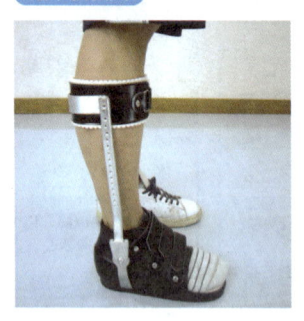

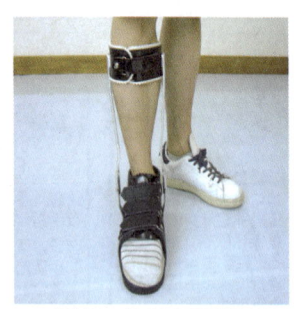

写真協力　株式会社 所沢義肢製作所

適応
- 靱帯損傷・尖足・下垂足などの変形・下腿筋の麻痺や筋力低下等

装着方法
① 靴型の場合はつま先，靴べら型の場合は踵から当てはめる
② 足関節部のベルトを締め，足部・下腿のバンドを固定する

チェックポイント
□ 装着による身体・衣服の損傷はないか
□ 足継ぎ手が足関節軸と一致しているか
□ 下腿半月の位置は適切か（腓骨頭から2.5cm下）

長下肢装具

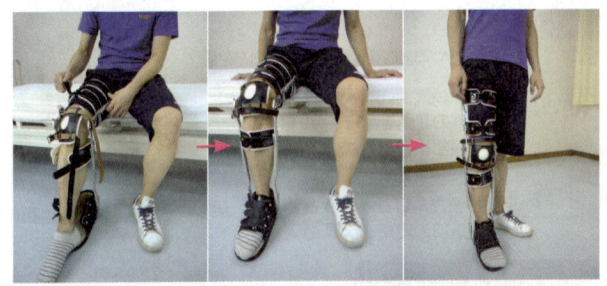

写真協力　株式会社 所沢義肢製作所

適応
- 大腿四頭筋の筋力低下や膝関節の高度な動揺性，膝関節拘縮など
- 免荷用は股関節疾患や大腿骨骨折など

装着方法
①大腿のバンドを締める
②靴型の場合はつま先，靴べら型の場合は踵から当てはめる
③足関節部のベルトを締め，足部・下腿のバンドを固定する
③立位をとり，継ぎ手を固定する

チェックポイント
☐ 装着による衣服や身体の損傷はないか
☐ 骨突出部の発赤等はないか
☐ 足部の適合性や固定するバンドやストラップの位置は適切か
☐ 継ぎ手の位置や方向は適切で，ロックはかかるか
☐ 健側の補高はなされているか

装具療法

3 頸椎装具

ネックカラー

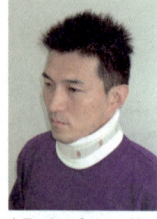

目的	・頸部の運動制限（軽度の屈曲を制限）
装着方法	①顎を装具前面に乗せる ②頸椎の運動を起こさないようにカラーを頸部に巻き，後方で固定する
チェックポイント	□固定性は良好か □患者さんにサイズが合っているか □装着部の皮膚は清潔か

カラーキーパー・ハード
写真協力　日本シグマックス株式会社

フィラデルフィアカラー

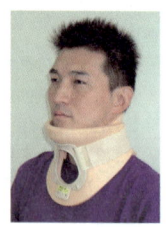

目的	・頸部の運動制限（前後屈曲制限は期待できるが回旋運動の制限力は低い） ・頸部の免荷
装着方法	①後方から装着する ②顎を前方のカラーに乗せる ③マジックテープで固定する
チェックポイント	□固定性は良好か □患者さんにサイズが合っているか □装着部の皮膚は清潔か

写真協力　株式会社小原工業

ハローベスト

目的	・頸椎の運動を完全に制動．強固な外固定を行う ・装着は医師が行い，早期離床が可能である
装着方法	①基本的に医師が行う
チェックポイント	□ネジの緩みはないか □ベストによる呼吸抑制はないか □頸椎の運動が不可能なため，立位歩行時は転倒に注意

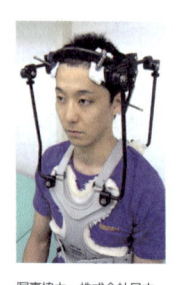

写真協力　株式会社日本MDM

4 胸腰仙椎装具

軟性体幹装具（ダーメンコルセット）

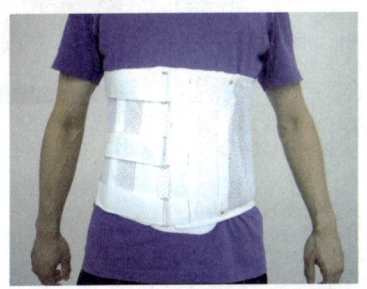

写真協力 株式会社 所沢義肢製作所

適応
- 腰椎椎間板ヘルニア，腰椎分離症・すべり症，変形性脊椎症，化膿性椎間板炎，腰椎手術後の脊柱安定性保持

装着方法
①前方の固定ベルトを外し腰に巻いてベルトを締める
②側面を腸骨稜に合わせ，体幹を覆う
③前方の固定ベルトは下から上に向かって絞め，下腹部側ほど強く締める

チェックポイント
☐座った状態での鼠径部への食い込みはないか
☐コルセットの後面は腸骨稜を覆っているか
☐固定ベルトの締め具合は適切か
☐発汗・皮膚障害はないか
☐患者さんの体格に対して装具は適切か

硬性体幹装具（モールド式）

適応
- 腰椎椎間板ヘルニア，腰椎分離症・辷り症，変形性脊椎症，化膿性椎間板炎，腰椎手術後の脊柱安定性保持，脊髄損傷（胸・腰椎の骨折），胸・腰椎の手術後等

装着方法
①体幹を回旋させずに側臥位をとる
②体幹の下に装具の片側を入れ込む
③背臥位に戻り，体に合わせてバンドを締める（下から上に）

写真提供 株式会社 所沢義肢製作所

チェックポイント
□上前腸骨棘の位置があっているか
□固定ベルトの締め具合は適切か
□体幹の回旋は制動できているか
□局所の圧迫や緩みはないか
□発汗の状態や皮膚障害はないか

ここがポイント！

装具装着により疼痛の軽減や変形予防・運動の促進が行える半面，以下のような副作用も考えられます．
・長期の装着は筋力低下をきたします．
・固定用装具の場合は，関節拘縮をもたらします．
このような点に注意し，可能な限り筋力強化やROM-exを行い，副作用を予防しましょう．

胸腰仙椎装具適応一覧表

疾患名	適応とされる装具
胸椎カリエス	胸腰仙椎装具（モールド式・金属枠型）
胸腰仙椎圧迫骨折	胸腰仙椎装具（モールド式）ジェットブレース
脊椎骨粗鬆症	胸腰仙椎装具（軟性・テーラー型）
急性腰痛症	腰仙椎装具（軟性・ナイト型）
変形性脊椎症	腰仙椎装具（軟性・ナイト型）
腰椎椎間板ヘルニア	腰仙椎装具（軟性・ウィリアムス型），フレクションブレース
脊椎すべり症	腰仙椎装具（ウィリアムス型・ナイト型）
胸椎後彎症	胸腰仙椎装具（テーラー型・金属枠型）
側彎症	側彎症装具（ミルウォーキー型・ボストン型）

V-5 治療
歩行補助具

平行棒内歩行可能

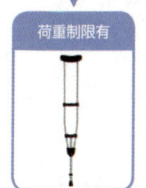

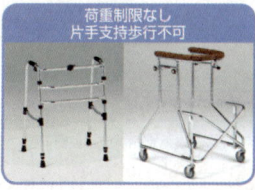

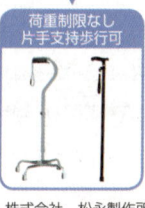

- 荷重制限有
- 荷重制限なし 片手支持歩行不可
- 荷重制限なし 片手支持歩行可

写真提供　株式会社　松永製作所

杖のあわせ方

松葉杖
① 41cm
① 5cm　② 15cm

①長さは床面より腋窩2横指下 または身長－41cm
②握りの位置は大転子の位置の高さ

T字杖
30度
肘関節屈曲30度で足部外側15cmから手掌面まで　床面から大転子まで　床面から茎状突起まで

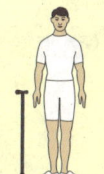

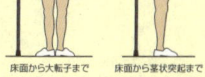

①肘関節屈曲30度で足部外側15cmにつき手掌面まで
②床から大転子まで
③床から茎状突起まで

杖歩行指導の**ポイント！**

- 杖先ゴムの形状を把握し，路面の形状や濡れなどには注意を促しましょう．
- 疾患と荷重制限を確認し，歩幅を決定しましょう（例，アキレス腱断裂後や下腿骨骨折の急性期などでは健側が患側よりも前に出てはいけません）．
- 松葉杖を使用する際には，神経や血管の走行に対するリスクを想定し，腋窩での支持を行わないように注意を促しましょう．

歩行補助具　115

杖歩行・階段昇降の方法

T字杖歩行①（3動作歩行：健側の片足立ちができない患者さん）

3動作歩行（常時2点歩行）　杖→患者下肢→健側下肢

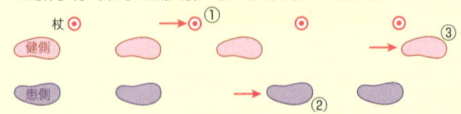

杖→患側下肢→健側下肢

T字杖歩行②（2動作歩行：健側の片足立ちができる患者さん）

2動作歩行（2点1点歩行）　杖・患側下肢→健側下肢

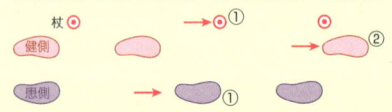

杖・患側下肢→健側下肢

両松葉杖免荷歩行（健側下肢での立位が安定している患者さんの場合）

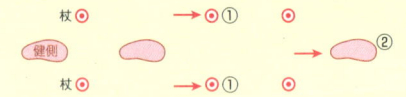

松葉杖→健側下肢
健側下肢の振り出しを杖よりも前に出します
両側の松葉杖と足が一直線にならないように注意します
（支持基底面が狭くなり転倒のリスクが高まります）

両松葉杖免荷歩行（健側下肢での立位が不安定な患者さんの場合）

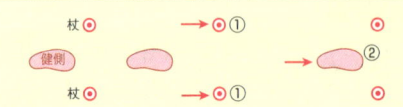

松葉杖→健側下肢
健側下肢の振り出しは杖よりも手前にします

歩行補助具

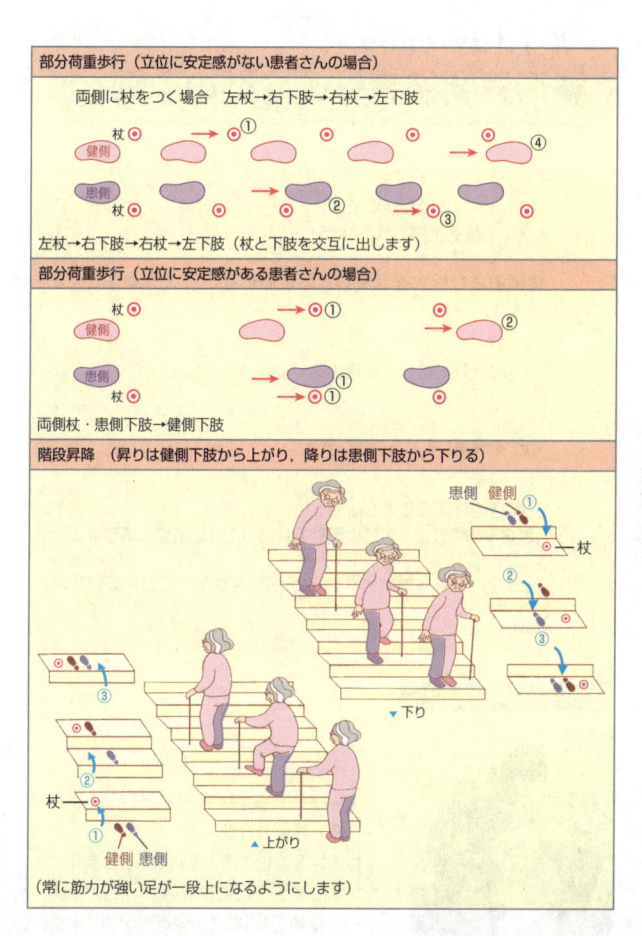

部分荷重歩行（立位に安定感がない患者さんの場合）

両側に杖をつく場合　左杖→右下肢→右杖→左下肢

左杖→右下肢→右杖→左下肢（杖と下肢を交互に出します）

部分荷重歩行（立位に安定感がある患者さんの場合）

両側杖・患側下肢→健側下肢

階段昇降　（昇りは健側下肢から上がり，降りは患側下肢から下りる）

▼下り

▲上がり

（常に筋力が強い足が一段上になるようにします）

歩行補助具　117

Ⅵ-1 離床・リハビリ
整形外科患者への介助の心得

1. 患部以外の評価が重要です．
   （残存機能を把握しましょう）

2. 患部および術式を理解し，禁忌肢位をとらないようにしましょう．

3. 痛みに十分配慮し，無理のない動作を行いましょう．

4. 動作を理解してもらいましょう．

5. 介助者の身を守りましょう．
   （腰痛予防の肢位・てこの原理を利用した介助法を考慮します）

6. 自分ひとりで対処できないときは，速やかに応援を要請しましょう．

介助者の基本的構え

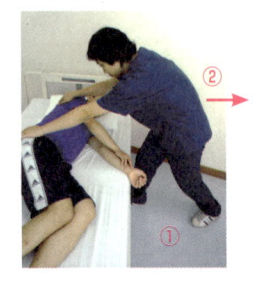

例）寝返り介助
①足を前後に開き重心を落とします
②必ず手の力だけでなく，自らの重心移動を利用して介助を行いましょう

Ⅵ-2 離床・リハビリ
対麻痺（完全）患者の体位変換

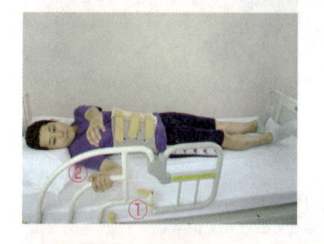

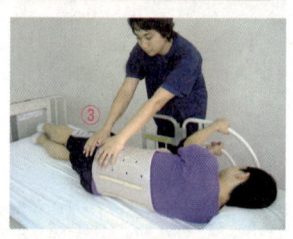

1 寝返り

介入のポイント!

① ベッド柵の固定は確実か
② ベッド柵を利用し上半身を引き寄せているか
③ 上がってきた下半身を支え，引きよせているか

ここがポイント!

痙性が強い場合は，遠い方の下肢を屈曲させ，伸展パターンを抑制した上で体幹を回旋させます．
急性期には，体幹の回旋が許可されているか，必ず医師に確認しましょう．

関連事項
ポケットマニュアルシリーズ
呼吸ケアと早期離床 ▶ 前傾側臥位への体位変換⇒ P105

関連事項
ポケットマニュアルシリーズ
脳神経ケアと早期離床 ▶ 片麻痺患者の体位変換⇒ P096

2　上方移動

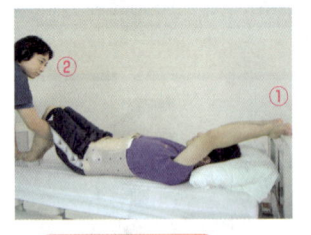

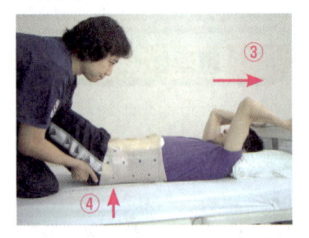

介入のポイント!
① ベッド柵（頭側）の固定は確実か
② 介助者は患者さんの両下肢を屈曲させているか
③ ベッド柵を上肢の力で引き寄せられるか
④ 介助者は両下肢・骨盤帯を若干挙上し，上方移動の際に摩擦を軽減しているか

3　側方移動

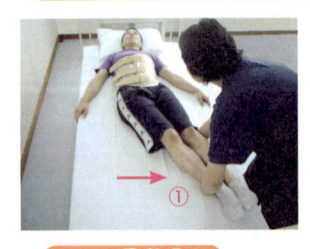

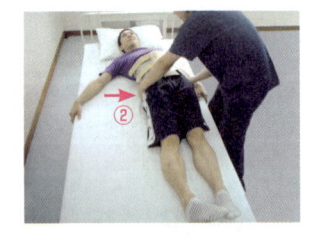

介入のポイント!
① 下肢を先に側方に移動できたか
② 殿部にせん断力を生じさせないように注意しながら，骨盤の側方移動を行ったか

対麻痺（完全）患者の体位変換

4 起き上がり

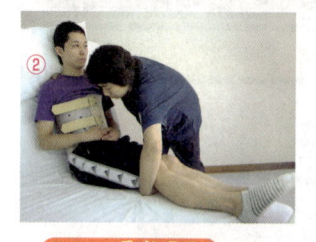

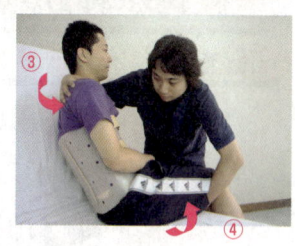

介入のポイント!

- ①患者さんはベッド側方に寄っているか
- ②肩甲帯・膝窩に前腕まで手を入れて支えているか
- ③肩からの介助は円を描きながら前に押すように行えたか
- ④下肢の介助は円を描きながら手前に引くように行えたか
- ⑤上記③④を同時に行い殿部を中心に回転させたか

ここがポイント!

下腿をベッドから下ろす際には，起立性低血圧に注意しましょう．

関連事項
ポケットマニュアルシリーズ
呼吸ケアと早期離床 ▶ 側臥位からの起き上がり方 ⇨ P107

関連事項
ポケットマニュアルシリーズ
循環器ケアと早期離床 ▶ 開心術後の起き上がり方 ⇨ P113

関連事項
ポケットマニュアルシリーズ
脳神経ケアと早期離床 ▶ 片麻痺患者の体位変換 ⇨ P096

離床の実際

対麻痺（完全）患者の体位変換

Ⅵ-3 | 離床・リハビリ
一側下肢に障害がある場合の体位変換

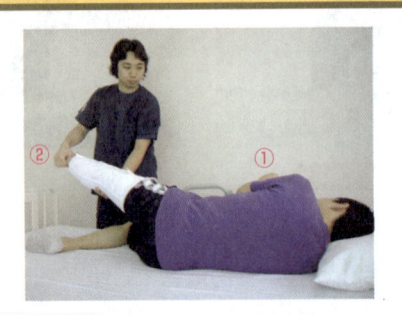

1 寝返り

介入のポイント！

1. 上肢は柵を持っているか
2. 介助者は踵と膝を持っているか
3. 寝返る方向に介助を行なっているか
4. 脱臼肢位はとっていないか（THA・人工骨頭の場合）
* 痛みが強い場合は骨盤介助も行いましょう

ここがポイント！

患肢（下肢）の持ち方

関節は2関節保持を行い、指先だけに力を入れないようにします．

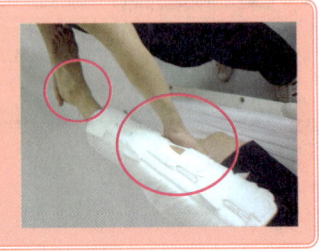

2 上方移動

- 一人できる場合
  （健側下肢にて Hip Up 可能，患側下肢挙上可能）

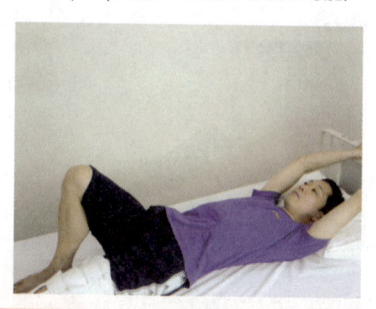

介入のポイント！

① ベッド柵は固定されているか
② 頭とベッド柵の距離を把握しているか
③ 摩擦の軽減はできているか
④ 勢いがつきすぎていないか
⑤ 脱臼肢位はとっていないか
⑥ 上腕と下肢の力で上方に移動できたか

*下記の場合は介助を行います
- 殿部等に褥瘡があり，ずれ・摩擦が生じる場合
- 上肢及び健側下肢の筋力低下がある場合

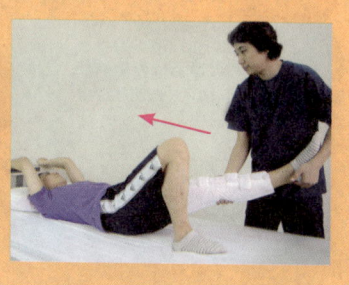

一側下肢に障害がある場合の体位変換

3 側方移動

- 軽介助の場合
  （健側下肢にて Hip Up 可能だが，患側下肢の筋力が弱く下肢を動かせない場合）

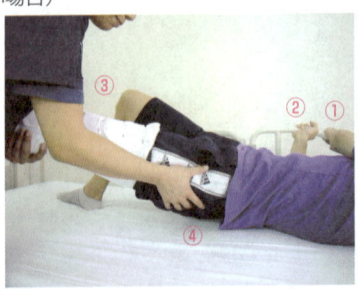

介入のポイント！

① ベッド柵の固定は確実か
② 上腕の力で上半身を引き寄せているか
③ 脱臼肢位になっていないか（THA・人工骨頭の場合）
④ 殿部にズレ力は発生していないか

ここがポイント！

過度に Hip up を行うと THA の場合は股関節が脱臼してしまうリスクがあるので注意しましょう．

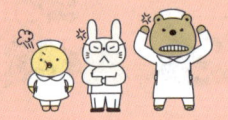

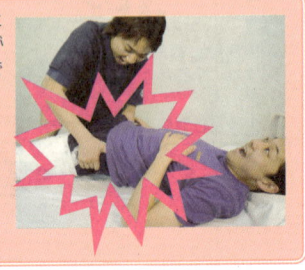

一側下肢に障害がある場合の体位変換

4 起き上がり

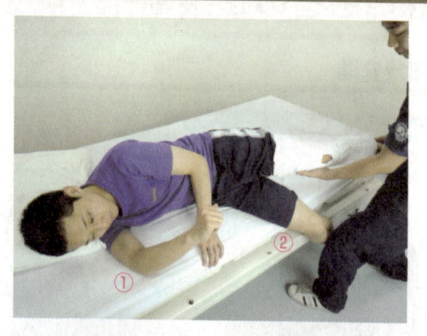

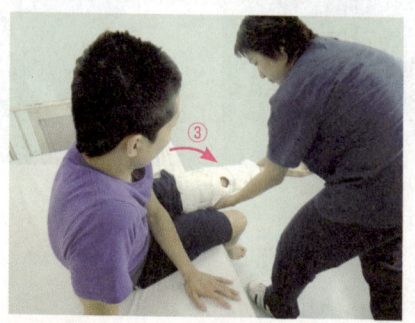

介入の ポイント！

① 下側になった上肢の肘はしっかりついているか
② 健側の下肢はあらかじめ下りているか
③ 下側の肘を伸展して体幹を起こすと同時に患側下肢を慎重に回転させ、起き上がっているか
④ 患側下肢を下方に介助することで回転モーメントを発生させ、起き上がりが容易にできたか

一側下肢に障害がある場合の体位変換

Ⅵ-4 離床・リハビリ
対麻痺患者の移乗動作

1 部分介助

アームレストはね上げ型車椅子への移乗

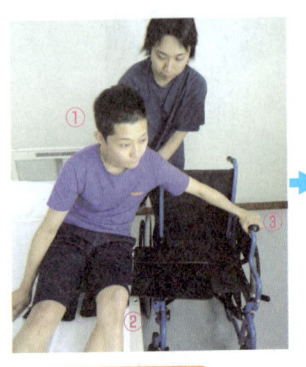

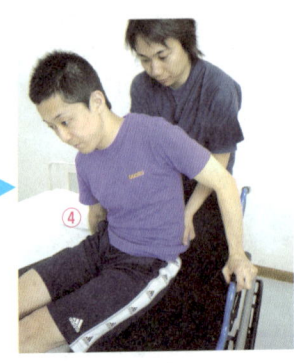

介入のポイント！

①患者さんはベッドの端に寄っているか
②患者さんの臀部にしっかりとトランスファーボードを差しこんでいるか
③患者さんはアームレストを把持しているか
④介助者は後方から臀部を支え介助しているか
⑤移動時,下肢が落ちなかったか

ここがポイント！

患者さんが長座位を取れる場合に用います.股関節の屈曲角度や下肢の痙性を確認してから行いましょう.

2　全介助

膝もたれ法

方法は？ **完全マニュアル** P185 ◀ DVD

適応
自分より体格が小さい患者さん（胸腰椎の前屈が許可されている場合）

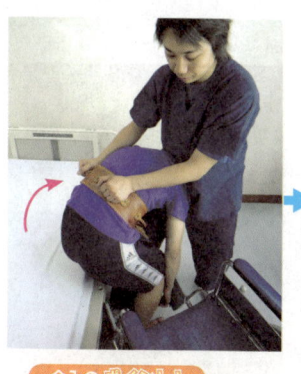

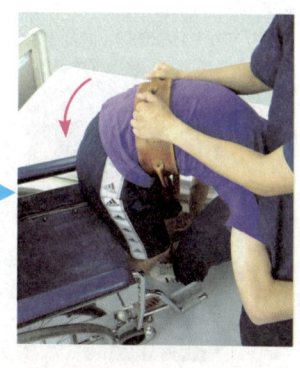

介入の ポイント！

① 介助者の右下肢が，患者さんの下腿の間深くに入っているか
② 患者さんの前胸部は，介助者の大腿部で支持できているか
③ 患者さんの頭は，車椅子と反対方向に向いているか
④ 介助者は，十分足を引いているか
⑤ 振り子の動きを利用し，患者さんを移動できたか

ここが ポイント！

患者さんの姿勢が保持できない場合は，片方の脇から手を入れて肩甲骨を包み込むように把持しましょう．

離床の実際

対麻痺患者の移乗動作　127

Ⅵ-5 | 離床・リハビリ
一側下肢免荷患者の移乗動作

1 部分介助

適応
片足立ちができ患側の下肢が挙上できない患者さん

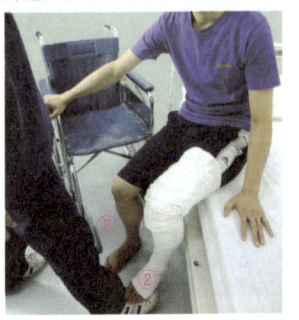

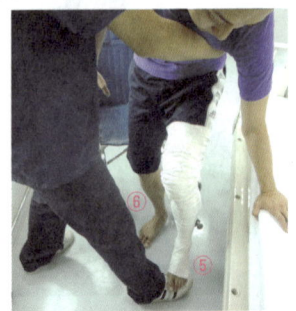

介入のポイント!

①アームレストをつかんでいるか
②患側下肢は，介助者の足に乗っているか
③健側の足は，車椅子前輪中央に位置に置いているか
④Lの法則にしたがって立位がとれたか
⑤患側に荷重がかかっていないか
⑥健側を軸に身体を回転させ，移乗できたか

関連事項
ポケットマニュアルシリーズ
呼吸ケアと早期離床 ▶ Lの法則 ⇨ P115

ここがポイント!

人工骨頭やTHAの患者さんの場合は，脱臼肢位に注意しましょう（P072参照）．

2　全介助

かつぎ法

方法は？ 完全マニュアル P186 DVD

適応
自分より体格が大きい患者さん

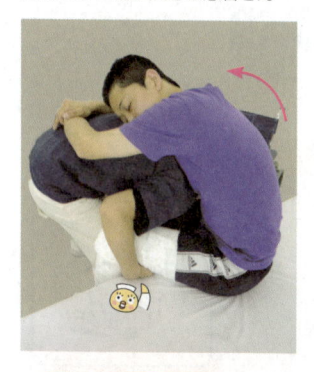

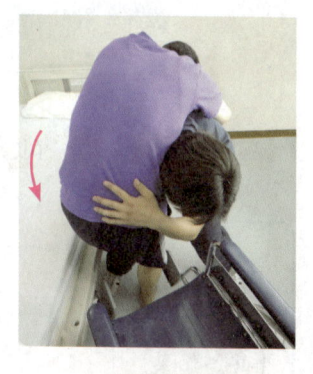

介入のポイント！

① 患者さんの上体を肩でしっかり支えられているか
② 介助者は，重心を低くしているか
③ 患側の下肢を抱え，下肢への荷重を防止しているか
④ 振り子の動きを利用して移動できたか

ここがポイント！

大腿骨や下腿骨を骨折した患者さんの場合，患側を把持する部位に注意しましょう．
あらかじめ患側股関節の屈曲角度を確認しておきましょう．

離床の実際

一側下肢免荷患者の移乗動作

Ⅵ-6 | 離床・リハビリ
脊髄損傷患者の車椅子の選定・除圧・ポジショニング

1 損傷高位別車椅子選択チャート

C7よりも下位の損傷
(手指の機能が残存)

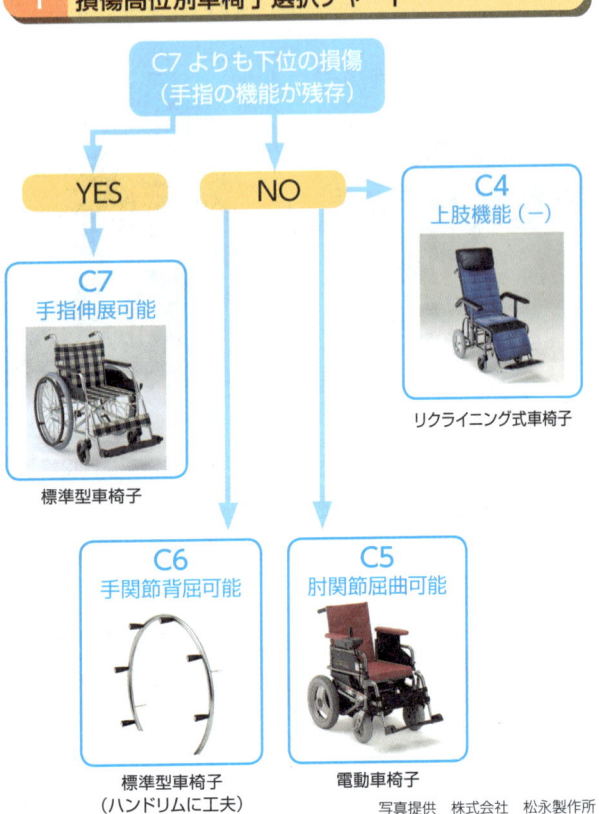

YES → **C7** 手指伸展可能
標準型車椅子

NO → **C4** 上肢機能(－)
リクライニング式車椅子

C6 手関節背屈可能
標準型車椅子
(ハンドリムに工夫)

C5 肘関節屈曲可能
電動車椅子

写真提供　株式会社　松永製作所

2 車椅子座位のポジショニング

チェックポイント

- [ ] 体幹の支持性を評価し，適切な車椅子を使用しているか
- [ ] 殿部の位置は適切か（ズレカ・皮膚障害の予防）
- [ ] 殿部の圧分散はできているか
- [ ] 足部はフットレストもしくは床に接地しているか
- [ ] 下肢は過度に外旋位をとっていないか
- [ ] 下腿にレッグパイプが当たっていないか
- [ ] キャスターは支柱よりも前になっているか（車椅子の安定性を確保）

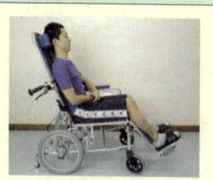

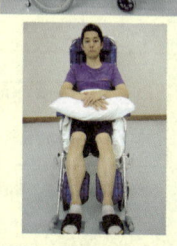

3 残存機能別車椅子での除圧方法

C5レベル
片側ずつグリップに前腕をかけて肘関節屈曲し，重心移動を行い臀部を挙上

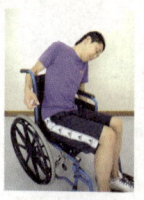

C6レベル
片側ずつ肘関節伸展位にてロックさせてプッシュアップ

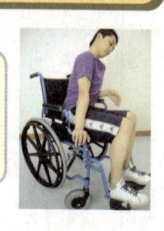

C7レベル
両肘関節伸展によるプッシュアップ

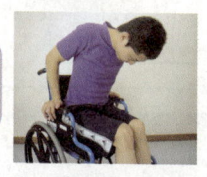

脊髄損傷患者の車椅子の選定・除圧・ポジショニング

VI-7 離床・リハビリ
代表跛行と対処法

	逃避跛行	間欠性跛行	痙性歩行
原因	外傷や炎症などの痛み	下肢動脈の血流の障害・下肢神経の障害	頸椎疾患
特徴	患側下肢に荷重ができず、極端に立脚期が短い	短距離の歩行で下肢に疼痛が出現し、休息により再び歩行可能	膝伸展位でつま先を床にすりながら歩く
対処	疼痛管理	疼痛発生時に休息	痙性筋のストレッチ 下肢装具使用

	トレンデレンブルグ跛行	デュシェンヌ跛行	鶏歩
原因	股関節外転筋の筋力低下	股関節外転筋群の極度の筋力低下	腓骨神経麻痺
特徴	患側立脚期に健側の骨盤が下降	体幹の立脚肢への側屈	足を高く持ち上げ、つま先から投げ出すように歩く
絵			
対処	股関節外転筋の筋力強化	股関節外転筋の筋力強化	下腿装具を装着

Ⅵ-8 離床・リハビリ
病棟リハビリ

1 持続的他動運動（Continuous Passive Motion:CPM）

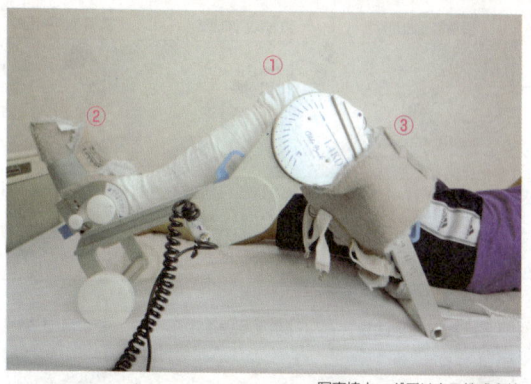

写真協力　ガデリウス株式会社

目的	膝関節の可動域拡大
装着方法	①膝関節の裂隙とCPMの膝軸をあわせる ②足底をしっかりつけ，下腿の長さを調整する ③1～2回動かして大腿バンドを調整する．大腿後面が浮いてしまう場合は，タオル等で調整する
使用上の注意点	①初回時や角度が上がった場合は1～2回動かして疼痛の有無を確認する ②速度疼痛の程度を確認しながら調整する ③医師，理学療法士，看護師は情報を共有し，角度を設定する

ここが ポイント！

膝を伸展させた時と屈曲させた時に，CPMの軸中心が膝の中心（大腿長軸と下腿長軸の交点）に来ていることを確認しないと，設定した角度にならず，痛みが強く出る場合があるため注意しましょう．

2 関節可動域練習

目的 ・関節拘縮の予防.

方法 ・痛みのない範囲でゆっくりと関節の運動を行い,20〜30回を1セットとして2〜3回/日行います.

	股関節屈曲運動	膝関節屈曲運動	膝関節伸展運動
方法	大腿後部を持ち,股関節を曲げる	下腿部を持ち,膝関節を曲げる	大腿遠位部を床面に垂直に押す
目的	股関節屈曲のROM-ex	膝関節屈曲のROM-ex	膝関節伸展のROM-ex

	股・膝関節屈曲運動	膝関節屈曲運動	膝関節屈曲運動
方法	仰向けで股関節と膝関節の屈伸を行う	膝の下を持ち,膝関節を曲げる	椅子に座り,膝関節の曲げ伸ばしを行う ＊踵を浮かさずに行うと足関節にも効果あります
目的	股・膝関節のROM-ex	膝関節のROM-ex	足関節背屈,膝関節屈曲のROM-ex

病棟リハビリ

3 ストレッチング

目的
- 筋肉の伸張性を確保.

方法
- 筋肉を伸ばした状態で 10～20 秒間止めて行います．運動の前後に行うと効果的です．

	ハムストリングス ストレッチング	腸腰筋 ストレッチング	大腿四頭筋 ストレッチング
方法	脚を前に伸ばし，膝を伸ばした姿勢で前屈し，大腿後面の筋肉を伸ばす	膝を抱えるように股関節の屈曲を行い対側下肢の股関節を伸展する（重すい）	うつ伏せになり膝を曲げる ＊腰痛が発生する場合は見合わせる
目的	ハムストリングスのストレッチング	腸腰筋のストレッチング	大腿四頭筋のストレッチング

	大腿筋膜張筋 ストレッチング	内転筋群 ストレッチング	下腿三頭筋 ストレッチング
方法	①下にある膝をかかえて側臥位をとる ②上の脚を膝伸展位で，内転させる	①膝を立てた状態から股関節を外旋させ，脚を倒す	①立った姿勢で脚を前後に開く ②後ろに引いた脚のアキレス腱を伸ばす
目的	大腿筋膜張筋のストレッチング	内転筋群のストレッチング	下腿三頭筋のストレッチング

病棟リハビリ

4 筋力増強運動

目的 ・座位・立位・歩行能力を早期に獲得するための筋力増強．

方法 ・力を入れた状態や脚を挙げた状態で5秒間止めて行います．この時，呼吸を止めないように注意しましょう．10～20回を1セットとして2～3回/日行います．

	大腿四頭筋セッティング	下肢伸展挙上（SLR）	股関節外転運動
方法	①膝下に丸めたタオルを入れ，つぶすように押し付けるこのときつま先は上へ向ける ＊膝蓋骨を締めるように意識してもらう	①反対側の膝を立てる ②膝を伸ばしながら，脚を挙上する ＊挙げにくい場合は，患者さんに足を見てもらうようにして，腹筋に力を入れながら行う	①膝を伸ばした状態でつま先を上に向ける ②踵を滑らすように脚を左右に開く
目的	大腿四頭筋の筋力増強	腸腰筋，大腿四頭筋の筋力増強	中殿筋，大腿筋膜張筋の筋力増強

	股関節伸展運動	お尻上げ（ブリッジ）	底屈運動
方法	①膝関節伸展位で，踵をベッドを押しつける	①両膝を立て，ゆっくりとお尻を挙げる ＊THA・人工骨頭を行った患者さんは過度に上げると脱臼のリスクがある	①浅く腰かけつま先をつけたまま踵を上げる ②抵抗を増やす場合は，手で膝に抵抗を加えながら，底屈運動を行う
目的	大殿筋，ハムストリングスの筋力増強	脊柱起立筋，大殿筋，ハムストリングスの筋力増強	下腿三頭筋の筋力増強

ここがポイント！

適応や禁忌などを医師に確認し，画像や術式などの情報収集を行ったうえで方法を選択しましょう．
痛みのない範囲で行うことが重要です！

Ⅶ-1 | 薬剤
よく使用される薬剤

! 詳しくは医療用医薬品添付文書を参照ください

1 麻酔薬

静脈麻酔薬

	一般名	商品名	作用発現時間(静注)	特徴
鎮静	チオペンタール ナトリウム	ラボナール®	30~40秒	すばやく効いて,すぐにきれる.繰り返し投与で急性耐性がみられる.血圧低下・呼吸抑制作用がある
	チアミラール	イソゾール®	10~20秒	
	プロポフォール	ディプリバン®	40秒	中枢抑制薬で代謝が早く,蓄積性が低いため,素早く効いて,すぐにきれる.麻酔の維持にも使用される.鎮痛効果はない 呼吸・循環抑制は強い,静脈注射時,血管痛が強い
	ジアゼパム	セルシン® ホリゾン®	1~2分	神経遮断目的で使用.循環に対する作用は比較的弱い
	ミダゾラム	ドルミカム®	30秒	抗不安,筋弛緩,抗痙攣作用もある.ジアゼパムと比較すると呼吸抑制が強く,舌根沈下が生じる(筋弛緩作用強い)
鎮痛	フェンタニルクエン酸塩	フェンタニル注射液®	1~2分	強力な鎮痛効果がある.循環動態に影響が少なく,心臓手術時の麻酔によく用いられる.呼吸抑制作用は強く,急速静注で鉛管硬直(胸壁・腹筋の硬直)が起きる
	モルヒネ塩酸塩	モルヒネ塩酸塩®	30秒	作用時間が長く静注薬としてはあまり用いられない.硬膜外投与で優れた鎮痛効果を発揮する

よく使用される薬剤

	一般名	商品名	作用発現時間（静注）	特徴
鎮痛・鎮静	ケタミン塩酸塩	ケタラール®	30秒	鎮痛作用が強い．筋緊張が保たれ，呼吸抑制が少ないが，心拍数・血圧を上昇させる．気管支攣縮は起こさないため，気管支喘息患者にも用いられる．皮膚・筋肉・骨には強い鎮痛を示すが内臓痛には作用が弱い．脳波上は興奮を示すため痙攣患者さんには禁忌 覚醒時に夢・幻覚が起こり，錯乱を起こす場合がある

吸入麻酔薬

一般名	商品名	特徴
亜酸化窒素 (N_2O)	笑気ガス	すぐれた鎮痛効果を持つが，単独使用では鎮静効果が弱く，他の薬剤と併用してお互いの特徴を引き立て合う使い方が一般的
イソフルラン	フォーレン®	エンフルランの構造異性体であり，エンフルラン同様，ハロタンの欠点を補うようにデザインされた吸入麻酔薬である．脳圧，脳代謝抑制作用を持つため，脳神経外科の領域では非常に好まれる．ハロタンと比べ，肝毒性は極めて低くなっている．頻脈をおこすことがセボフルランと対称的である
セボフルラン	セボフレン®	最も導入が早く，覚醒も早い．エンフルランより強い筋弛緩薬との共同作用をもち，気管支拡張作用を持つため，気管支喘息の患者にも使いやすい
ハロタン	フローセン®	爆発性のない吸入麻酔薬である．気管支拡張作用が吸入麻酔薬の中で最も高い．エピネフリンとの併用によって不整脈が起こることが知られている．ハロタン肝炎と呼ばれる肝毒性が知られることとなり，使用されなくなった．また悪性高熱症の発生頻度が多いことも知られている
エンフルラン	エトレン®	ハロタンとよく似た性質をもち，肝毒性を克服した吸入麻酔薬．イソフルラン，セボフルランの出現で使用されなくなってきた．単独で筋弛緩作用をもつ

局所麻酔

	一般名	商品名	作用発現時間	作用持続時間	特徴
エステル系	コカイン塩酸塩	コカイン塩酸塩®	1分	1時間	局所作用として粘膜への適用により,知覚神経末梢を速やかに麻痺させ局所麻酔作用をあらわす 中枢作用としては初め刺激作用,のち抑制作用を示す.ハロタンと併用すると,頻脈,高血圧,不整脈が生じる
エステル系	プロカイン塩酸塩	ロカイン® オムニカイン®	2~5分	1時間	麻酔作用はコカインに類似し,知覚神経組織を麻痺させ,伝導機能の消失をきたす.しかしコカインに比べ粘膜からの吸収が弱く,表面麻酔には不適当である.また中枢神経系を刺激あるいは抑制して興奮作用を示すが,この作用は経時的に弱化し,中枢麻痺作用に移行する.血管収縮作用はないので効力持続と吸収防止を目的にアドレナリンを加える
エステル系	テトラカイン塩酸塩	テトカイン®	5~10分	1.5~2時間	プロカインの約10倍の毒性,効力を有する プロカインに比べ作用発現時間は遅い
アミド型	リドカイン塩酸塩	キシロカイン®	2~3分	1~1.5時間	他の局所麻酔薬に比べて安全域が広い薬物である 作用発現が速く,持続時間が長い
アミド型	ブピバカイン塩酸塩	マーカイン®	3~5分	3~5時間	臨床的には効果発現が遅く,作用時間が長い
アミド型	メピバカイン塩酸塩	カルボカイン®	2~5分	1~2時間	リドカインに類似した構造で,基本的には同じ作用を示すが,速効性である 血管拡張作用はないため,アドレナリンは添加不要

よく使用される薬剤

2 鎮痛薬

非ステロイド性抗炎症薬（NSAIDs）

分類	一般名	商品名	作用機序	T max（時間）	T1/2（時間）	作用時間（時間）	特徴
プロピオン酸系	イブプロフェン	ブルフェン®	COXの働きを阻害することで炎症反応に関与するPG（プロスタグランジン）の産生を抑制することにより、解熱、鎮痛、消炎作用を示す	2.1	1.8	6~8	鎮痛作用はそれほど強くない
プロピオン酸系	ナプロキセン	ナイキサン®		2~4	14	約12以上	効き目が早い点が特徴的．そのため、痛風発作時の頓服薬として有用
プロピオン酸系	ロキソプロフェンナトリウム	ロキソニン®		0.5	1.2	1~3	解熱、鎮痛、消炎作用を均等に持つ．効き目が早い
オキシカム系	ピロキシカム	バキソ®フェルデン®		4.3	約36	24以上	血中半減期が他のNSAIDsに比べて非常に長いため一日一回投与で十分となる
オキシカム系	メロキシカム	モービック®		約7	27.6	約24	COX-2を選択的に阻害するため消化器症状が出にくい
オキシカム系	アンピロキシカム	フルカム®		約4	約40	24以上	血中半減期が他のNSAIDsに比べて非常に長いため一日一回投与で十分となる
インドール酢酸系	インドメタシン	インダシン®インテバン®		1	4.5~7.2	3~6	作用は強いが副作用も強い．特異的な副作用として眩暈、頭痛がある
インドール酢酸系	スリンダク	クリノリル®		約4	3（α相）11~15（β相）		リウマチに対してインドメタシンとほぼ同等の抗炎症作用を示すが、副作用はずっと少ない

よく使用される薬剤

分類	一般名	商品名	作用機序	T$_{max}$(時間)	T$_{1/2}$(時間)	作用時間(時間)	特徴
サリチル酸系	アスピリン	バファリン®	COXの働きを阻害することで炎症反応に関与するPG(プロスタグランジン)の産生を抑制することにより,解熱,鎮痛,消炎作用を示します	約2	2~5	約6	高用量では解熱・鎮痛効果,低用量では抗血栓作用を有する.副作用として胃障害がある
サリチル酸系	ジフルヌサル	ドロビット®		約2~4	7.6~11	9~12	シクロオキシゲナーゼ活性を阻害して抗炎症作用を発現する.血中半減期の長いことが特徴で,アスピリンよりも作用持続時間が長い
フェニル酢酸系	ジクロフェナクナトリウム	ボルタレン®		2.72	1.2	6~10	消炎,鎮痛,解熱作用とも比較的強い.消化管障害や腎障害が少なくないので長期間の服用は避ける
フェニル酢酸系	ナブメトン	レリフェン		4	21	24時間	長時間作用型
アントラニル酸系	メフェナム酸	ポンタール®		2	4	6~8	PG産生抑制のみならずPG受容体レベルで作用するため鎮痛効果が比較的強い

よく使用される薬剤

3 抗菌薬

	一般名	略号	商品名	特徴
ペニシリン系	ベンジルペニシリンカリウム	PCG	ペニシリンGカリウム®	細菌に対する選択毒性が高く，ヒトに対する毒性は低い．グラム陽性球菌に有効であるが，広域ペニシリンは大腸菌，インフルエンザ菌などのグラム陰性桿菌にも抗菌力を示す
	アンピシリン	ABPC	ビクシリン®	
	アモキシシリン	AMPC	サワシリン®	
	ピペラシリンナトリウム	PIPC	ペントシリン®	
	スルバクタム・アンピシリン	SBTPC	ユナシン®	
セフェム系	第一世代 セファゾリンナトリウム	CEZ	セファメジン®α	大部分のグラム陽性球菌に有効である．グラム陰性菌に対しては抗菌力が弱い
	第二世代 セフォチアム塩酸塩	CTM	パンスポリン®	グラム陰性桿菌に対して第一世代のものより広い抗菌スペクトルを持つ
	セフメタゾールナトリウム	CMZ	セフメタゾン®	
	第三世代 セフタジジム	CAZ	モダシン®	腸内グラム陰性桿菌に作用する広域抗菌スペクトラムを持ち，特にグラム陰性桿菌による術後感染の治療に有用である．逆にグラム陽性菌に対しては抗菌力は弱い
	セフォタキシムナトリウム	CTX	セフォタックス®	
	フロモキセフナトリウム	FMOX	フルマリン®	
	セフトリアキソンナトリウム	CTRX	ロセフィン®	
	第4世代 セフェピム塩酸塩	CFPM	マキシピーム®	黄色ブドウ球菌，連鎖球菌，緑膿菌に抗菌力を示す．第三世代に耐性のグラム陰性桿菌に有効
	セフォゾプラン塩酸塩	CZOP	ファーストシン®	
	β-ラクタマーゼ阻害薬配合 スルバクタムナトリウム・セフォペラゾンナトリウム	SBT/CPZ	スルペラゾン®	グラム陽性菌，グラム陰性菌，嫌気性菌まで広範囲の抗菌スペクトルを持つ
モノバクタム系	アズトレオナム	AZT	アザクタム®	グラム陰性菌のみに抗菌スペクトルを持つ
	カルモナトリウム	CRMN	アマスリン®	

よく使用される薬剤

分類	一般名	略号	商品名	特徴
カルバペネム系	イミペネム・シラスタチンナトリウム	IPM/CS	チエナム®	グラム陰性・陽性，嫌気性菌と極めて広域かつ強力なスペクトルを持つ．緑膿菌に対して耐性菌が増加している．痙攣の副作用があり，高齢者，腎不全患者では危険性が増す
	パニペネム・ベタミプロン	PAPM/BP	カルベニン®	
	メロペネム水和物	MEPM	メロペン®	
ホスホマイシン系	ホスホマイシン	FOM	ホスミシンS®	グラム陽性・陰性菌に抗菌スペクトルを持つ．緑膿菌，セラチアなどに対し良好な抗菌活性を示す．抗菌活性以外に免疫系細胞に対する過剰反応を抑制する作用も持つ
グリコペプチド系	バンコマイシン塩酸塩	VCM	塩酸バンコマイシン®	グラム陽性球菌に対して抗菌力を持つ．グラム陰性には効果が無い．有効血中濃度が狭いため血中濃度の測定が不可欠．副作用として腎機能障害，聴力障害がある
	テイコプラニン	TEIC	タゴシット®	
アミノグリコシド系	カナマイシン硫酸塩	KM	硫酸カナマイシン®	多剤と併用することで相乗効果が得られ，特にβラクタム系との併用が多い．濃度依存性であり血中濃度の測定を適宜行う．副作用として腎機能障害，聴力，平衡感覚の障害がある
	ゲンタマイシン硫酸塩	GM	ゲンタシン®	
	トブラマイシン	TOB	トブラシン®	
	アミカシン硫酸塩	AMK	硫酸アミカシン®	
	アルベカシン硫酸塩	ABK	ハベカシン®	
マクロライド系	エリスロマイシンラクトビオン酸塩	EM	エリスロシン®	抗菌スペクトルは広い．ことにリケッチア，クラミジアなどの細胞内寄生菌や，マイコプラズマに対しては第一選択薬となる．相互作用でテオフィリンやワルファリンカリウムの血中濃度を上昇させる．抗不整脈との併用で致死的不整脈を引き起こす可能性がある
リンコマイシン系	クリンダマイシンリン酸エステル	CLDM	ダラシン®	
テトラサイクリン系	ミノサイクリン塩酸塩	MINO	ミノマイシン®	非定型病原体に対して強い抗菌力を示す
ニューキノロン系	シプロフロキサシン	CPFX	シプロキサン®注	大部分のグラム陰性桿菌，グラム陽性球菌に有効．副作用としてオフィリン，ワルファリンカリウム，シクロスポリンの血中濃度の上昇，非ステロイド抗炎症剤で痙攣を併発する場合がある
	パズフロキサシンメシル酸塩	PZFX	パシル®	
サルファ剤	スルファメトキサゾール・トリメトプリム	ST	バクトラミン®	ほとんどのグラム陽性・陰性菌に効果があるが緑膿菌や腸球菌に効果はない．カリニ感染症に用いられる．他の抗菌薬に耐性を持つグラム陰性桿菌にも用いられる

4 抗血栓薬

	一般名	商品名	特徴
抗血小板薬	アスピリン	バイアスピリン®	COXを抑制して，血小板内でのTXA2産生阻害する．これにより血小板活性化が抑制される．脳血栓症，心筋梗塞の治療に用いられる．アスピリンによるCOXの阻害作用は非可逆的であるので服用を止めてもすぐにアスピリンの作用から抜け出ることはできないため，新たに生成する血小板で置き換えられるまで待たねばならない．出血を伴う手術を受ける場合，アスピリンの服用停止から9日以上待たなければならない
抗血小板薬	チクロピジン塩酸塩	パナルジン®	おもに脳血栓症に使用．効果が現れるまでに数日を要する．血小板減少・肝機能障害が見られることがあるため定期的な血液検査が必要
抗凝固薬	ワルファリンカリウム	ワーファリン®	ビタミンK依存性凝固因子の産生を阻害し抗凝固作用を示す．心原性脳塞栓症に適応．PT-INR2.0~3.0を目標に用量をコントロール．ビタミンKにより作用が減弱されるため納豆・クロレラは摂取を制限する
抗凝固薬	フォンダパリヌクスナトリウム	アリクストラ®皮下注	血液凝固過程においてアンチトロンビンⅢ（ATⅢ）と結合し，血液凝固第Xa因子を選択的に阻害する． 第Xa因子は，プロトロンビンからトロンビンを産生し，トロンビンは静脈血栓の生成に重要なフィブリンの形成を促進する．この第Xa因子を阻害することで，フォンダパリヌクスは静脈血栓の形成を予防する． ヘパリンとは異なり，ATⅢの抗トロンビン活性をほとんど増強しない．プロトロンビン時間（PT-INR）及び活性化部分トロンボプラスチン時間（APTT）等の通常の凝固能検査は，本剤に対する感度が比較的低く，薬効をモニタリングする指標とはならないので，臨床症状を注意深く観察し，出血等がみられた場合には投与を中止するなど適切な処置を行う
抗凝固薬	ヘパリンナトリウム	ヘパリン®	アンチトロンビンⅢと結合して血液凝固因子の活性を阻止し，血栓形成を抑制する．APTTを基準値の1.5~2倍にコントロールする．拮抗薬あり（プロタミン硫酸塩）